JN277738

寝る前7分間の奇跡

Seven Minute Training before Your Sleep

これがラクラク脳力活性法だ!

二見道夫 *Michio Futami*

PHP研究所

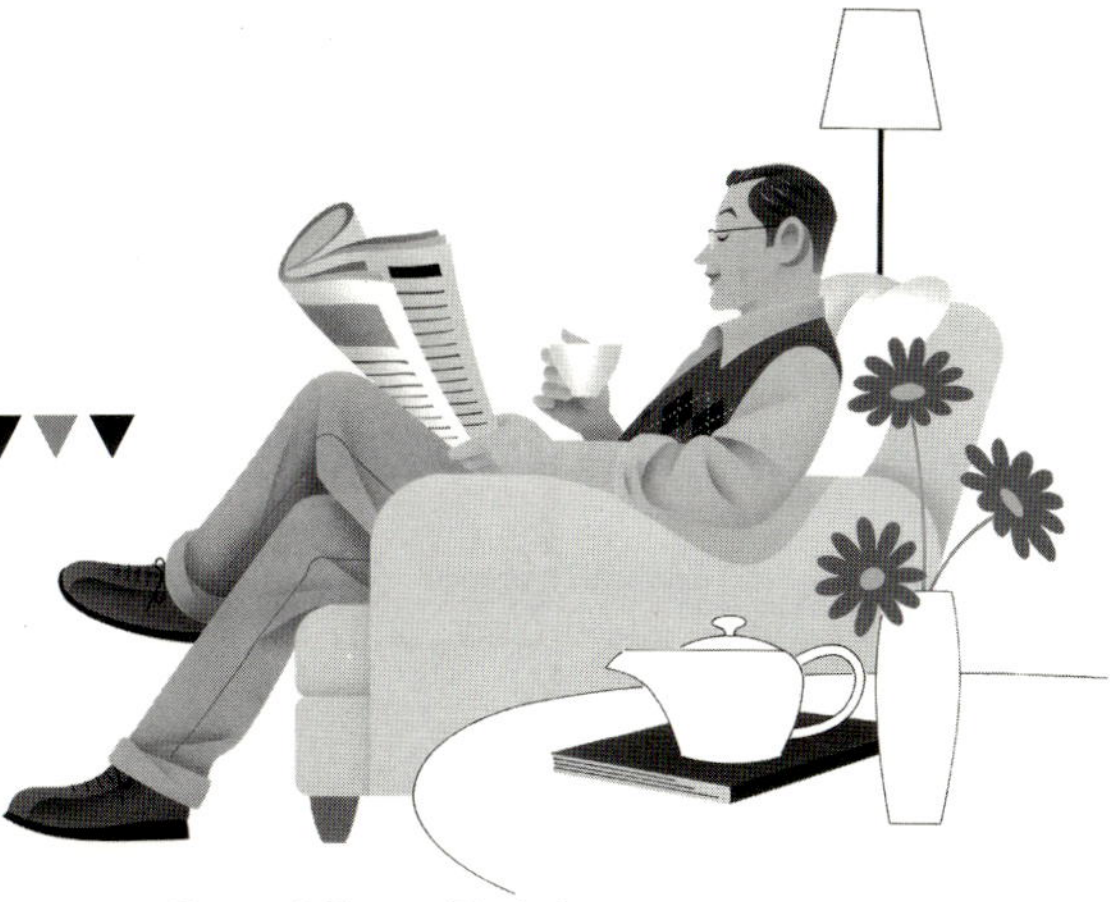

寝る前7分間の奇跡

Seven Minute Training
before Your Sleep

これがラクラク脳力活性法だ!

二見道夫 Michio Futami

PHP研究所

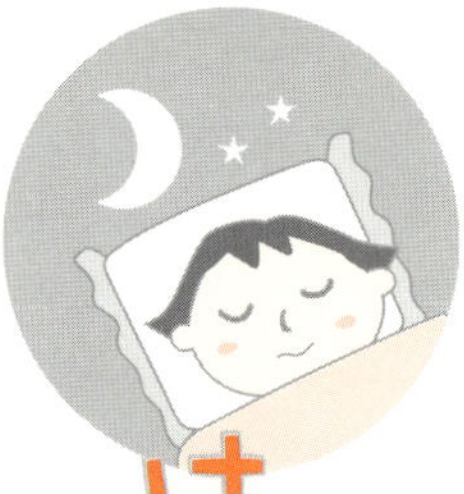

はじめに

〝寝る前の脳〟の働きを考える場合、真っ先に紹介したい話がある。

衣類の縫製作業に欠かせぬ〝ミシンの針〟、いったいだれが思いついたのだろうか。

じつは、エリアス・ハウ（アメリカ）という人が考えついたものだ。だから、あの有名なシンガーミシン（アメリカ）の創業者でさえ、ハウに針の特許使用料を払っていたのである。

そのハウは毎日毎晩、「二重縫いのできるミシン針を、いったいどうしたものか？」と考えた上にも考えを重ねた。毎晩寝る前に、いろいろと考えを巡らしては眠りに就いていたのだ。

ある夜、ハウは夢を見た。ある島の原住民から槍で刺し殺される夢だ（くわしくは本文で）。

ところが、夢の中で見た彼らの槍には、なぜか先端に孔が開けられ、紐が通してあった。

この槍の孔、これがヒントになり、ハウは先端に穴のあるミシン針の開発に成功したのだ。

この本は〝寝る前の脳〟がテーマだが、わたしたちの脳の重さは体重のおよそ二パーセント。

ところが酸素の消費量となると、なんと二〇パーセントもの酸素を大食らいする。脳の酸素は血液で補うから、首から上はいつも約二〇パーセントの血液が流れているのだ。

では、なぜ脳はそんなに多くの酸素を必要とするのか。

その最大の理由は、わたしたちは眠っていると思っていても、脳は二四時間眠らずに活躍し続けるからだ。

眠っていても心臓が動き、血液も流れ続け、脈は拍動し、胃腸も働き、体温も維持されるのは、フル営業フル回転の脳があるからなのである。

そういう脳のおかげで、一晩眠ったら「朝起きるとともに、いいアイデアを思いついた」という人が世界的にも多い。

この本は活用次第で長年の願望を実現する力さえ得られる。

底知れぬ魔力を秘める脳エネルギーを、どうすれば上手に使いこなせるのか。どう活用すれば、長年抱き続けてきた願望を実現できるのか。そのノウハウを書いたのがこの本だ。

同じ脳とはいえ、論理型の気難しい〝左脳〟より、感性豊かな創造力に優れた〝右脳〟については、多めにページも割いた。

それでも、難しい専門性を語るより、少しでも多くの実例を紹介するように努めた。

驚異的ともいえる、複雑にして偉大な魔力を秘めた、脳エネルギーの活用に成功することは、人生の巧みな制御、より幸福な人生航路の切符を手に入れることと同じである。

人生をライフステージとも呼ぶわたしたちである。

その大事なステージで上演する〝人生〟という名の舞台脚本は、できれば自分で書きたいものだ。

そんなときこそ、この本で紹介した脳エネルギーが、あなたの強いサポーターになるはずだ。

最後に、押しつけがましいが、この本は理解するだけの本ではなく、実践してこそ価値の出る本。そう思いながら、抽象論を排して、なるべく具体的に書かせていただいた。

問題解決に行き詰まり、「もう今夜はや〜めた」と机を離れた人が、翌朝、「これだ！　なぜ夕べは思いつかなかったんだろう」と、寝る前の脳の得意ワザで成功した人も多い。

あなたも〝寝る前の脳〟の得意ワザを、この本でご堪能あれ。

目次

PART 4 右脳を若々しくする、寝る前の脳力活用法

PART 5 寝る前の脳の仕込みが、切れ味のいい仕事で光る

PART 6 寝る前の強い願望が、実現力の切り札になる

装丁◉赤谷直宣
本文イラスト◉小林公英
本文デザイン◉株式会社 マッドハウス

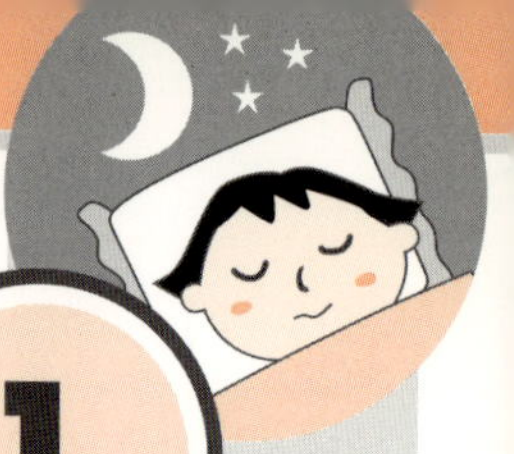

1 脳には最高で最良の〝仕込みの甕《かめ》〟がある

くよくよするな、ひと眠りすれば解決さ

「くよくよするんじゃないよ。ひと眠りすれば、あしたの朝には解決してるさ」

こうつぶやきながら、すばらしい仕事をした人がいる。

近代歴史小説の創始者、そして一八～一九世紀に活躍した人物として、歴史上の人物事典にも紹介されている、イギリスのウォルター・スコットという人である。

この人が書いた『アイバンホー』という本は十字軍を題材にとり、中世の騎士道を描いたものだが、映画にもなり、わたしも若い魂を強く揺さぶられたものだ。

この例のように、〝朝は黄金の時間帯〟なのだと評価し、大事にした人は少なくない。

ドイツのヘルムホルツという人も、そういう人の一人である。

生理学者、物理学者であり、軍医としても活躍し、検眼鏡もこの人が発明しているのだが、次のような言葉を残している。

「どんな難問も、わたしは朝起きたときに、より明快な解決策を思いついたものだ」

このように、朝のすごい効用を世間に説いた人は、それはそれは多い。

いったい、なぜ朝という時間帯に、「難問解決のひらめき」が生まれるのだろうか。何か科学的に説明できるのだろうか。

それが、じつはあるのだ。

脳に仕込み、レム睡眠で発酵させよう

いま紹介したような前向きな〝ひらめき〟を生み出す理由は、「脳」と「レム睡眠」との間の密接な関係にある、というところに焦点を合わせて、書き進むことにしよう。

くわしくはあとで述べるが、簡単にいえば、レム睡眠というのが、わたしたちが抱えるさまざまな問題や解決のひらめきと大きくかかわっているのである。

レム睡眠というのは、肉体は休んでいるのに、脳は活躍しているという睡眠状態だ。人が寝ているのを見ていると、よく瞼《まぶた》をピクピクさせているときがあるが、あれがそうだ。

学者の中には、こういうレム睡眠の状態を「休息の中に仕込まれた覚醒《かくせい》状態」と呼ぶ人もいる。脳波だけは、活発に働いているということである。

このレム睡眠が、じつは〝発酵の甕《かめ》〟の役割をはたすのである。

わたしも二〇年ほど前から、脳にひらめきのタネを仕込み、レム睡眠で発酵させ、朝の収穫を楽しむ、ということを続けている。

脳とレム睡眠の相乗効果を楽しむ

たとえば夜遅く、なかなかいい解決策や良案が思い浮かばない。時間だけが過ぎていく。

そんなときわたしは、「このままでは時間の浪費だ。軽く酒をあおって寝たほうがまし」と気持ちを切り替え、考え込むのをやめて寝てしまうのである。

するとどうだろう。朝の目覚めとともに、「そうだ、これだ、これだ！」と、妙案が浮かぶ、ということを数多く経験している。

ではわたしの場合は、何がきっかけで、朝のすばらしい効用を知り、脳とレム睡眠の相乗効果を楽しむようになったのか。

そこで登場するのが、「ジェンキンスの大法則」（著者が命名）である。

寝る前の脳の生かし方に、明確な指針を与えると思われるから、よくよくご覧いただきたい。

「ジェンキンスの大法則」とは、いったいなんのことなのか。それについては、次項でくわしく触れることにする。

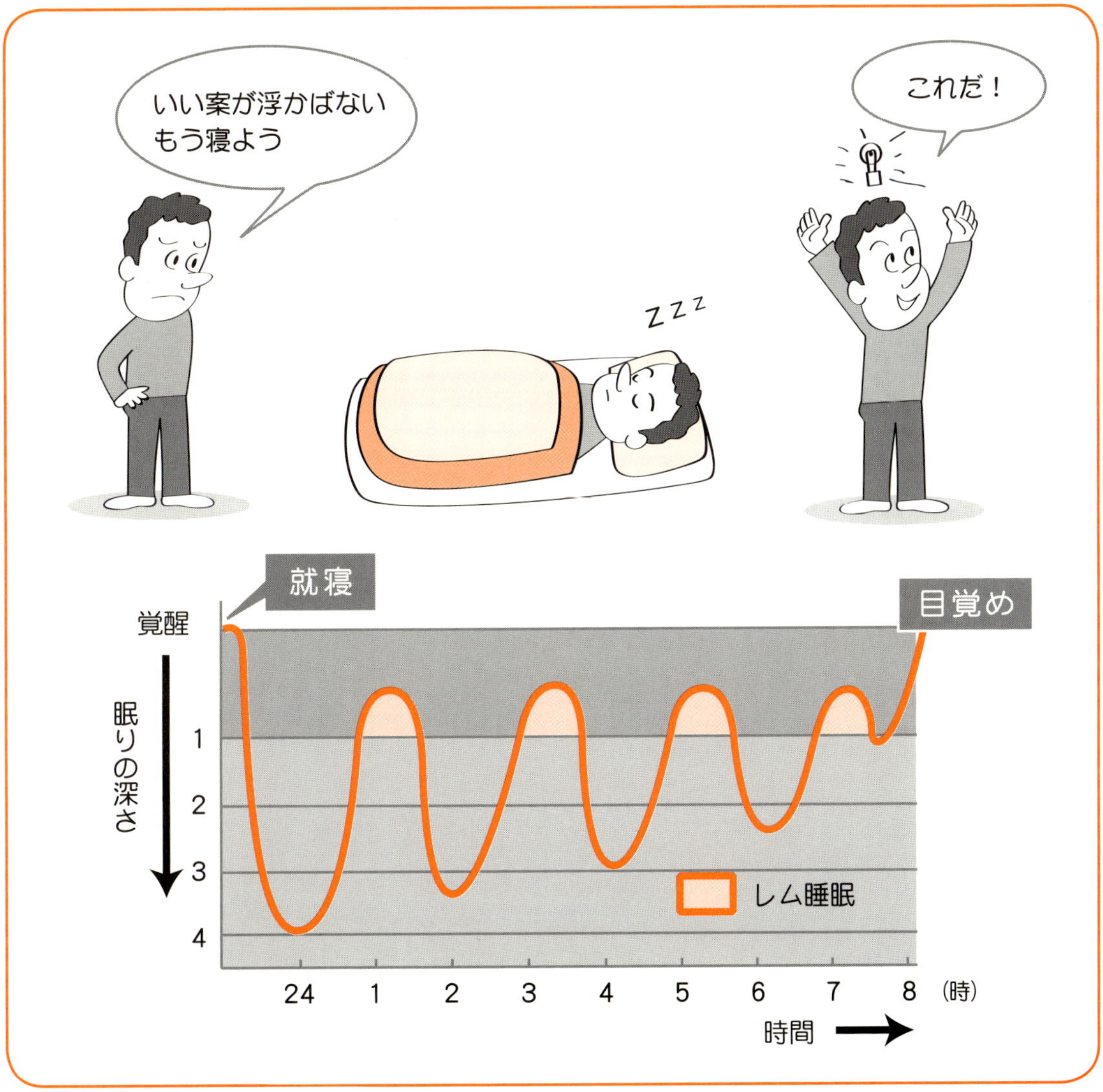

2 「ジェンキンス博士の大法則」とは何か

勉強したら、さっさと寝ろ！

「ダラダラと学習するより、やるべき勉強をしたら、さっさと寝たほうが、学習（記憶）効果はうんと上がるんだ」

こういうことを、いろんな角度から研究した学者が、アメリカにいた。

その人の名を、J・C・ジェンキンス博士（故人）という。

この人は、もともとは小児科の医者だった。しかし、単なる小児科医ではなかった。非行少年に関する研究では、当時アメリカ屈指といわれた人だという。

ではここで、このジェンキンス博士が、少年たちを指導するにあたって行った、おもしろい実験の一部を紹介しよう。

①ほぼ同じ年齢、同じ学力の子どもたちを、AB両グループに分けた。

②両グループに、まったく同じ講義を同じ方法で行った。

③講義が終わると、Aグループはそのまますぐに就寝させた。

④Bグループのほうは、自由に行動させたのち就寝させた。

⑤両グループに対して、八時間後に、同じ問題でテストをした。

さてその結果だが、Aグループが、五六点の記憶量に対して、なんとBグループは、たったの九点だった、という記録がある。

こういう実験をくり返した博士は、冒頭のような考え方を発表したのである。

わたしはマネから始め、自分の流儀に取り込んだ

わたしは、これはいいことだと思ったから、それまでの、「夜の仕事を終わるや、テレビを見ながら寝酒をあおって寝る」ということを即やめた。

そして、「ええと、この次に書く見出しは、何にしようか？」と迷っている問題などは、そのまま打ち切って、歯みがきだけして、サッサと寝るようにしたのである。

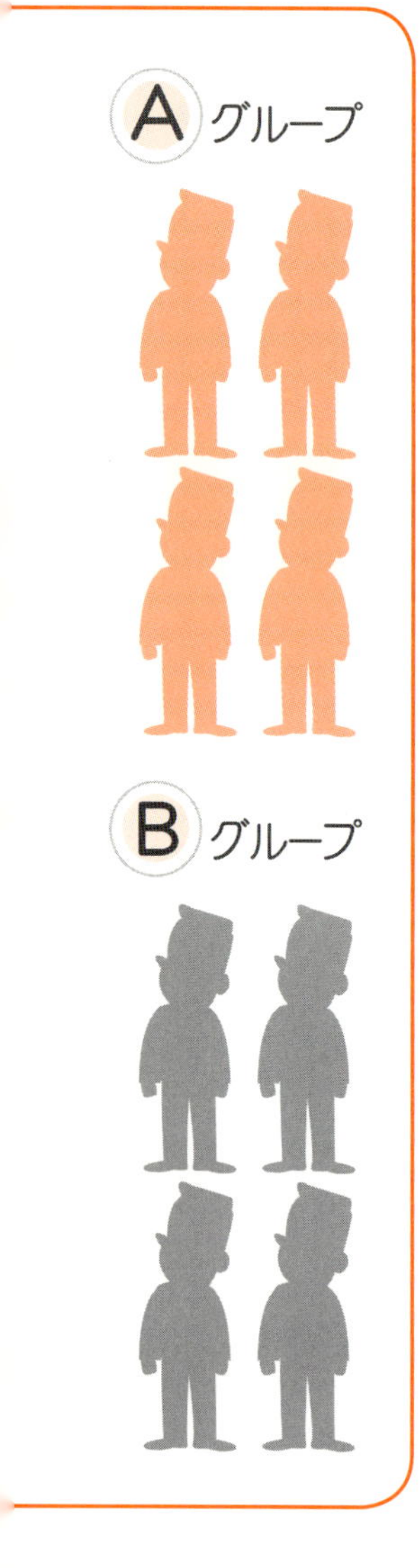

するとどうだろう。毎回というわけではないが、朝になると「なんだ、こんないい案をなぜ、ゆうべは思いつかなかったんだ」という経験を、しばしばするようになったのである。

こういう経験を一〇年以上も積んだわたしは、寝る前の脳の生かし方ということを、「ジェンキンスの大法則」としてまとめ、最初に本に書いたのが、一九九六年の一二月だった。

何事もそうだと思うが、なぜそうやるのか？ という意味がわかってやるのと、「いいんだそうだ」というような、噂を単に鵜呑みにしてやるのでは、やはり効果も違うはずだ。

しかしもっと、脳やレム睡眠のことは掘り下げる必要がある。

たとえば、スナック菓子を口に放り込みながら、読んだり考えたりするのでは、効果のほどは保証できない。なぜなら、そこには、「ノイズ障害」という問題が出てくるからだ。

ノイズとは、雑音という意味だが、それはいったいどんなことだろうか。

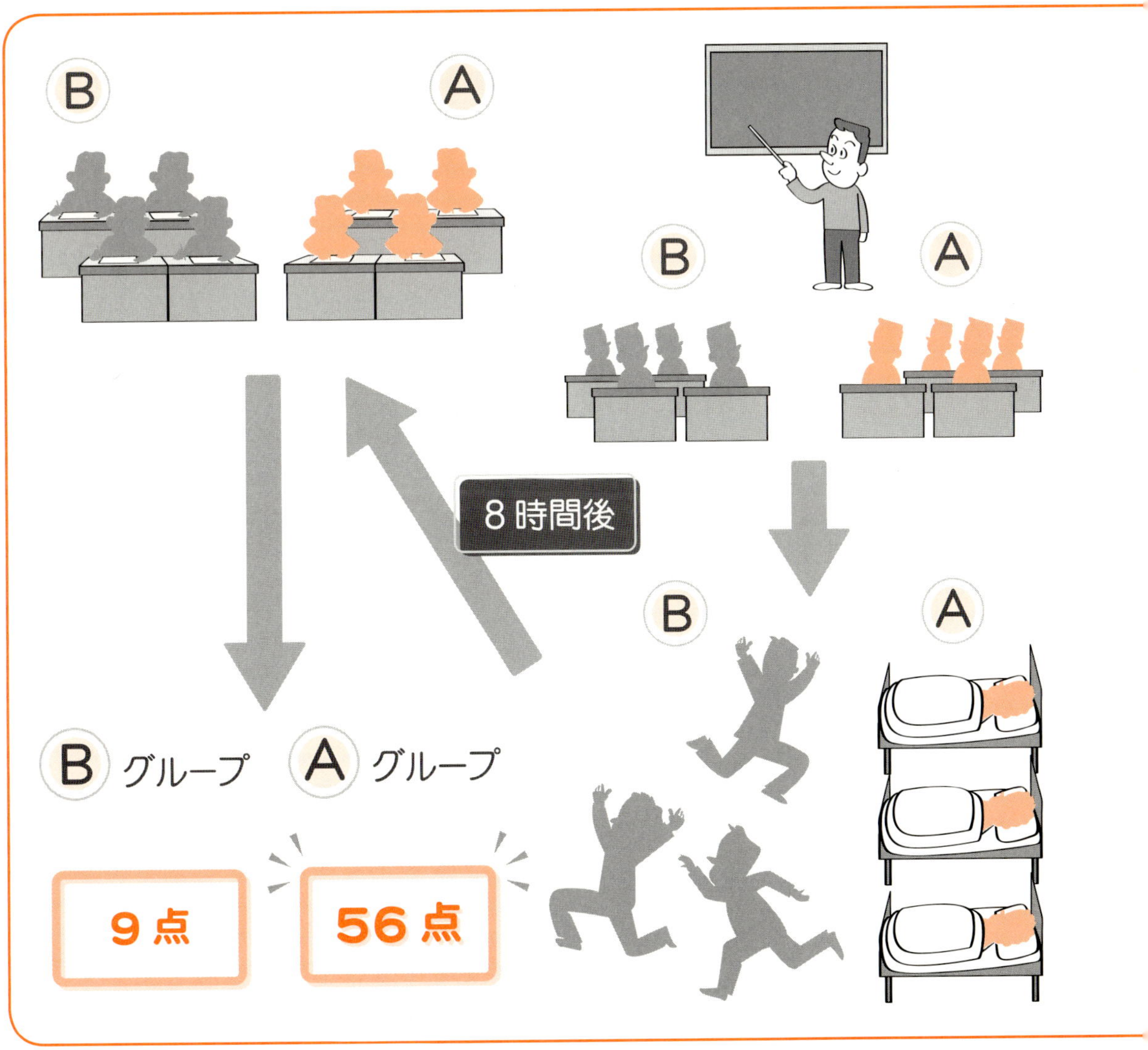

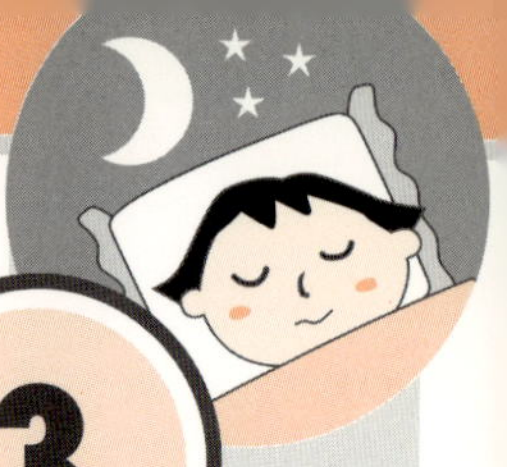

3 「聴覚ノイズ」と「情報の干渉」にはご用心

ある社長の「ロンリールーム」

「聴覚ノイズ」とは、外界から脳に入ってくる、ごちゃごちゃした雑音のこと。「情報の干渉」とは、勉強の効果を妨害することだ。勉強したのはいいが、そのあとでテレビで楽しんだとき、「テレビが勉強に干渉した」などという。

こんな話がある。果物やケーキ類の小売業を営む会社のK社長は、一つだけ贅沢をさせてもらうよといって、社長専用のトイレを作っている。

その入口にはトイレとかWCというような表示はない。そのかわりに、「ロンリールーム」と書いてある。訳すると「孤独の部屋」ということになる。

「ぼくは、トイレの中でいろいろと考えるくせがあります。もちろん営業のことがいちばん多いですね。平成七年のことですが、七月七日にちなんで、〝七七七七円セール〟（通常価格は八五〇〇円）をやり、これは大当たりの企画だったんですが、これもじつは、このぼくの孤独の部屋で考えたものですよ……」

結果的には、この「ロンリールーム」は、聴覚ノイズの多くをカットした、物事を深く考えるのに最適な場所の一つになったというのだ。

「情報の干渉」をカットする

先にも述べたが、以前のわたしは、深夜寝る前に、ニュースとは縁のないテレビを見ながら盃を傾けていたのだが、この場合、最大の「情報の干渉源」は、テレビであったわけだ。

最近、塾や予備校の教師たちのレポートを読む機会があった。感心したのは、つぎのような指導方式を披露していた教師がいたことだった。

「科学的な教え方というと、かたく考える人もいるが、要は夜の勉強を終わったら、テレビも見ないで、素早くサッと寝ることなんです。そうすることによって、それまでに取り込んだ知識という情報が、記憶として定着するんです……」

いい方こそ違え、まさに「情報の干渉」をカットする方法を、この教師は重視していることになる。

もっとひらたくいえば、脳に取り込んだ知識や考え方に雑音という横ヤリを入れずに、そのまま眠りの世界にもち込め、ということだ。

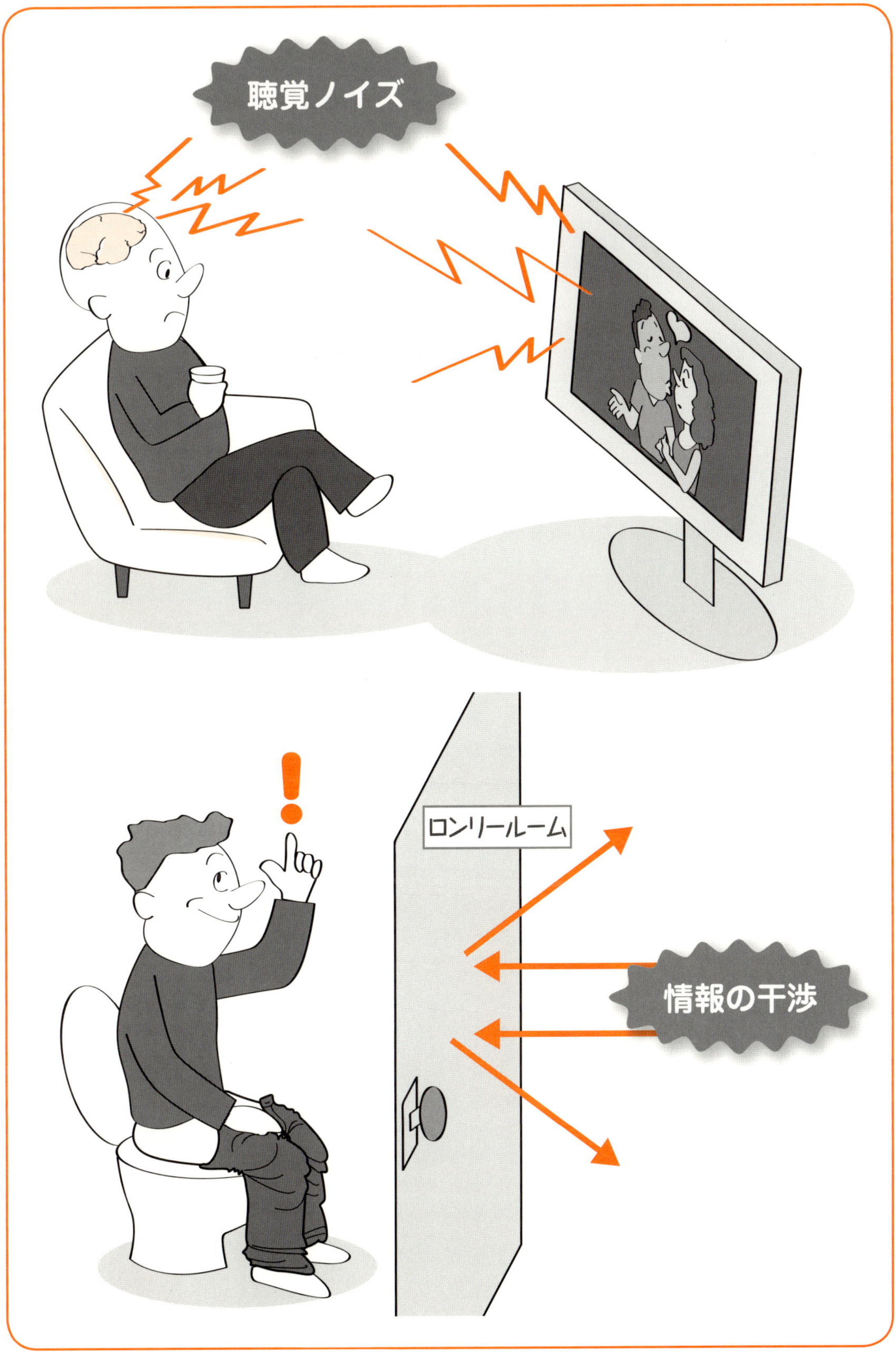
聴覚ノイズ
ロンリールーム
情報の干渉

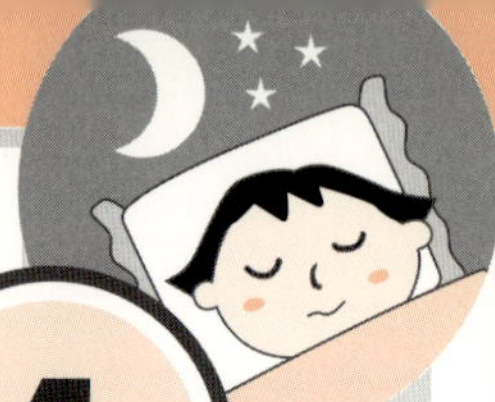

4 「枕上・厠上・馬上」の三上主義を生かそう

トイレで読んだ本は意外と記憶に残る

昔から、「枕上・厠上・馬上」という言葉がある。「ちんじょう・しじょう・ばじょう」と読む。

これは理にかなっているから、物事を深く考え、いい結果を出したいのなら、忘れずに自分の生活の中に取り込んで、活用してほしい。

枕上を直訳すれば、「寝てから考えよう」

厠上を直訳すれば、「トイレ（厠＝かわや）で考えよう」

馬上を直訳すれば、「乗り物の中で考えよう」

ということである。

わたしはトイレの中に、小さな本棚を設置している。そしてその本棚に、雑学本を何冊か常備している。読んだことが、意外に記憶に残り、執筆文の中に取り込む材料になることも多い。

こういうのも、厠上主義といえるのではないか。

旅の多いわたしは新幹線の中で、いわゆる馬上主義を実践する人も多く見てきた。

かつてNHKに、鈴木健二さんという記憶力抜群のアナウンサーがおられたが、この方も、何か考えてはペンを走らせておられた。

総理大臣も馬上主義だった

馬上主義といえば、もっともわたしの印象に残っているのは、総理大臣の三木武夫さんだ。

昭和五〇年頃だったが、新宿から信州諏訪に出かけた。グリーン車に乗ったのはいいが、仕事を片づけてから現地に着く必要があった。

当時のグリーン車は、三つほどの小間が仕切られていて、書きものもできた。

その小間で書きものをしていたら、「こちら空いていますか？」と断りを入れ、左の空き小間にだれか座った。

しばらくしてひょいと見たら、なんと三木総理ではないか。

三木さんは、びっしりと書き綴った原稿を広げ、みずから手を加えておられた。「三木総理は、スピーチ原稿も他人任せにしない」ということを耳にしていたが、「こりゃ本当だ！」と思ったのはこのときだった。

三木さんは、考えてはペンを走らせたりして、四〇分ほどは小間で作業を続けていたと思う。

物理的にはノイズがありそうに思われる環境でも、何かに集中していれば、左右の雑音はなきにひとしいものである。

その証拠に、往復の通勤電車で英会話をマスターし、外資系の会社に就職した人をわたしは知っている。

枕上は「すぐに寝る」のが秘訣だ

ジェンキンス博士の子ども相手の実験でもわかるように、枕上主義ということで、寝る前の脳にせっかく課題や疑問を仕込んでも、そのあとでテレビを見たり、脳を別な雑音や情報にさらしてしまってはダメだ。

発酵の甕の中に、水で薄めすぎた麹《こうじ》菌を混ぜるようなもので、ひと晩寝かせても、いい発酵は期待できないものである。

パンづくりなどで、「イースト菌を加えたら、ここで三〇分、生地を寝かせます」などというが、これと同じで、朝の創造的な収穫を得たいのなら、脳に仕込んだ課題に、最良の麹菌を加えて、いい寝かせ方をしなければならない。

そこで、「仕込みを終わったらすぐに寝る」ということが、朝の収穫を実りあるものにする条件になるのだ。

つまり、雑情報の干渉をカットするのである。

三上主義を生かそう

厠上 ＝トイレで考えよう

枕上 ＝寝てから考えよう

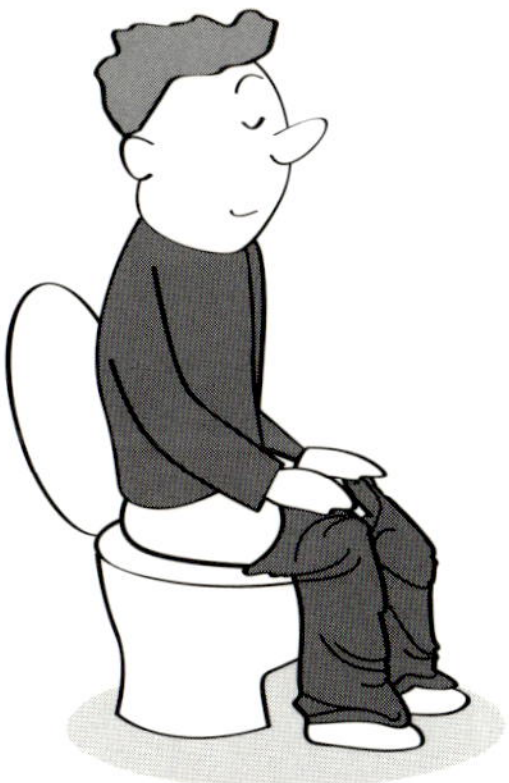

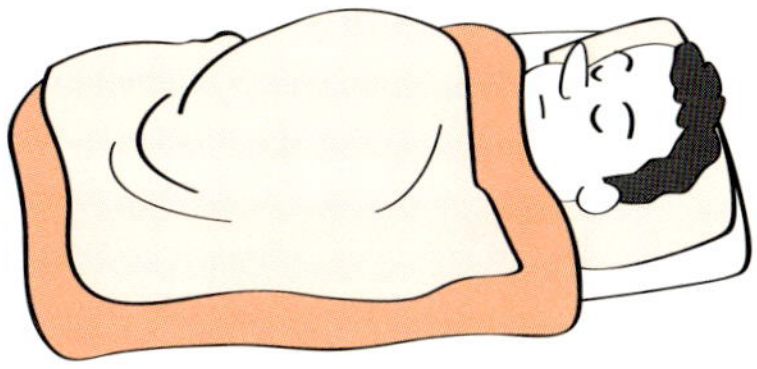

馬上 ＝乗り物の中で考えよう

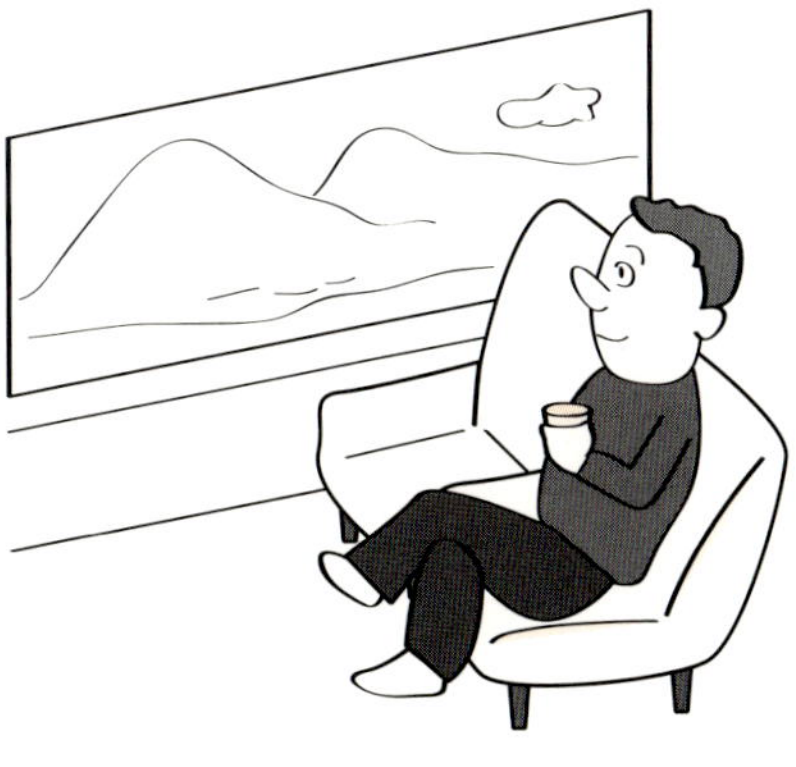

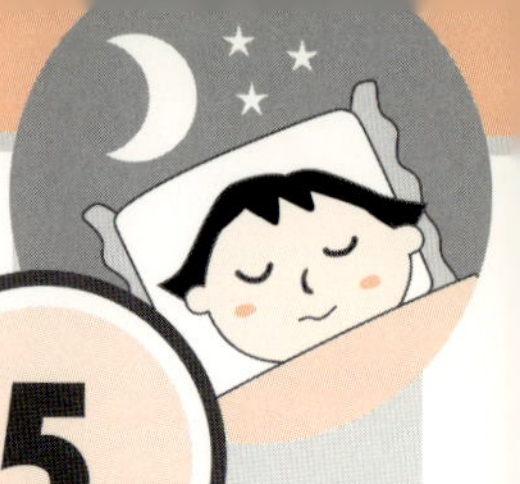

5 寝る前七分間は、人生指南の〝黄金の時間〟

寝る前七分間は、人生指南の〝黄金の時間〟

〝寝る前七分〟をうまく生かせば、何も受験勉強やビジネスだけでなく、妙案が浮かばずに迷っているとか、解決策が見あたらずイライラしている場合など、多くの状況に対応できる。まさに人生指南の〝黄金の時間〟になりそうだ。

そこでまず述べたいことは、〝念ずる〟（自己暗示）ということである。

この〝念ずる〟ということは、これまでもよくいわれたものだ。

ある日わたしは、宝塚に出張した。宿泊場所は仕事の関係で、ある紡績会社の寮である。

会社の寮に泊まるという経験は、滅多にないことである。

困ったのは、早朝のモーニングコールである。

ホテルなら、電話機にセットしてもいい。交換に頼んでもいい。いまならケイタイでも、ちゃんと起こしてくれる。しかしケイタイもない頃だった。

そこでわたしは、昔のおばあちゃんの知恵である〝まくら百遍〟を思い出し、寝る直前に「明日は必ず五時起床」と、五〇回ほど唱え、そのまま寝た。

するとどうだろう。五時一五分ほど前にはちゃんと目が覚めたのである。

そんなの偶然だよ、と思う人もいるだろうが、じつは偶然ではない。なぜそういえるのか。

わたしは若い頃、五年間の陸上自衛隊勤務を経験している。後半の二年半は、昔の下士官に相当する中間幹部を養成する訓練機関で、鬼軍曹などといわれながら、厳しい現場指導をしていたが、「明朝は、午前二時に非常呼集」ということを当番学生に告げることもしばしばだった。

ところが、命令だけして自分が起き忘れていたのでは、鬼軍曹の権威は地に落ちてしまう。目覚まし時計などはもってのほか。

そこでよく、宝塚と同じように、寝る前に「明朝は絶対に二時起床」と、何十回も念じてから寝たものだ。

こんなことは、何十回となく経験したが、起きられなかったことは一回もない。応用範囲は意外に広いのである。

自助努力をする人に幸福の女神は微笑む

この「寝る前七分の脳に仕込む」という方法は、あのジェンキンス博士も、資格試験で合格を目指すような人たちに大いに推奨するのではなかろうか。

問題は、いくら寝る前七分といえども、

漠然とこの方法だけに依存するようでは、成果を実感できないことだ。いま以上のハイレベルのものを求めようという目的意識が、強ければ強いほど効果を期待できよう。

目的意識が本気ならば、「この目的を達成するには、どんな本を読めば、もっと効率的に勉強できるだろうか」とか、「通勤電車での勉強用には、あのテキストを使ってみようか」などと、いろいろ思案し考えるはずである。

そういう基礎的な自助努力をした上で、〝寝る前七分の脳〟を生かせば、必ず、ジェンキンスの大法則どおり、大いにプラス成果を得ることができよう。

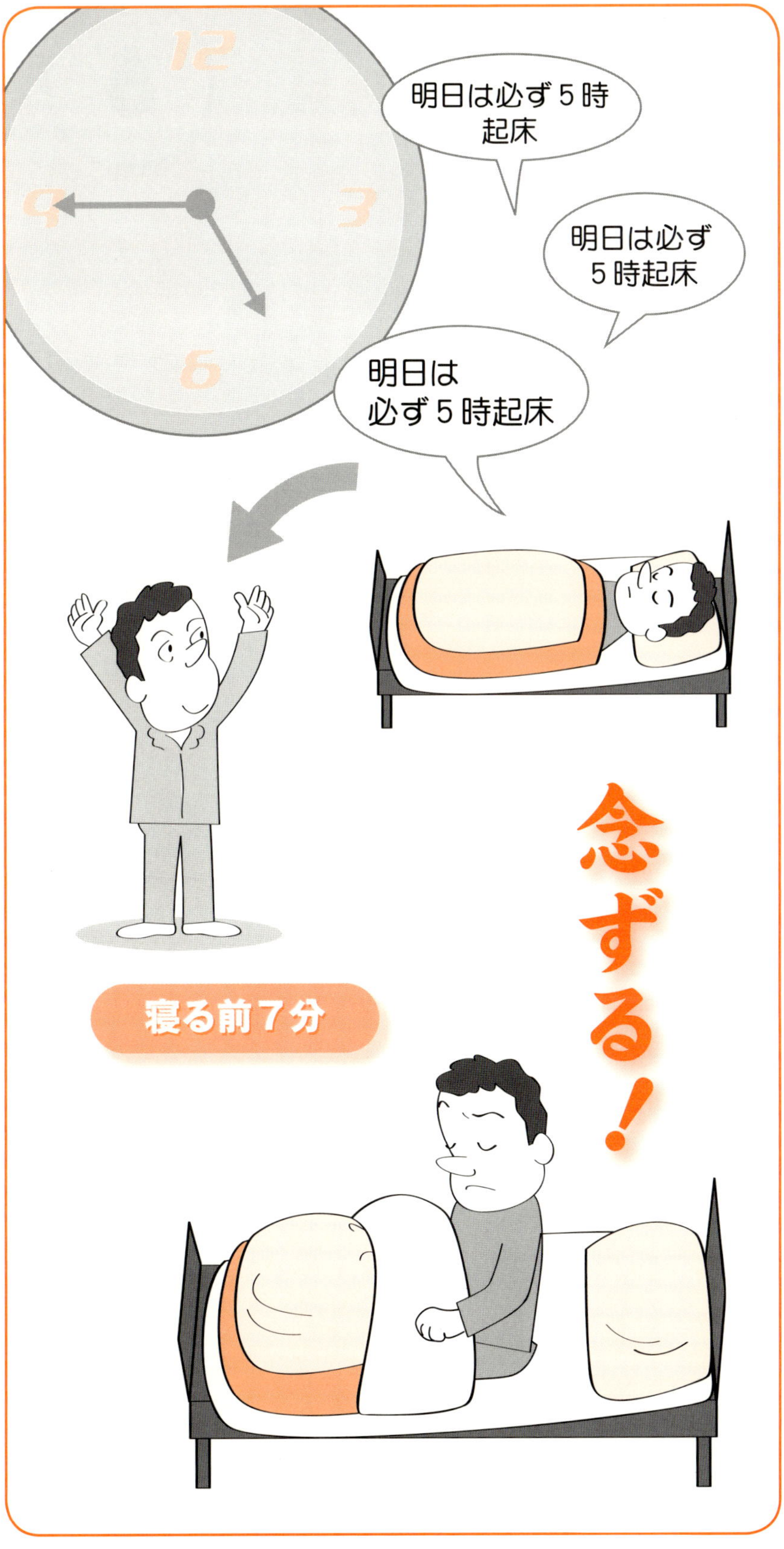
明日は必ず5時起床
明日は必ず5時起床
明日は必ず5時起床
念ずる！
寝る前7分

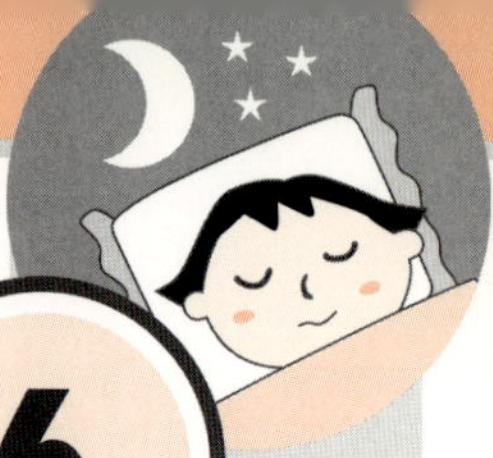

6 漠然と求めていては、いい結果は得られない

離婚の危機を乗り越えた奥さん

関西のご婦人の例だが、この方はご主人との仲で悩んでおられた。

最初は、セミナーにご夫婦で参加されたから、わたしはご主人も知っていた。

そこで、「主人と別れたい」という奥さんに、「別れるにしても、方法はいろいろあります……」といって、いくつかの選択肢をコメントした。

同時に、「仲がうまくいかない原因は、奥さんにもあるのではないか」ということも指摘した。

選択肢としては、

①最初から離婚せず、別居してみる。
②家庭内別居してみる（食生活を別にする）。
③奥さんが実家生活をする（別居の一つ）。
④奥さんも勤める（いままでは専業主婦）。

という離婚生活のようなものを三カ月続けてみるということだった。

すると奥さんは別居することになってから、自分自身に関して、つぎのことを反省するようになった。

①朝起きるのが、主人より遅いことがしばしばあった。
②朝食は、味噌汁が大好きな主人だが、いままではあまり作らなかった。
③主人の意見より、自分の意見を通すことが多かった。
④夜の生活では、ほとんど主人を拒絶してきた。

以上のことを反省し、はっきり口にするようになった。

やがて奥さんは実家に戻ったが、一カ月を過ぎた頃、会いたいという連絡をもらい大阪で会うことにした。ところがやってきたのは、別居しているはずのご主人も一緒だ。

そこで奥さんは、こんなことを語った。

「毎晩離婚のことを考えました。考えては寝、寝ては考える。それを一週間続けました。すると自分のワガママや、自分が主婦らしいことをしていないことばかりを思い出すんです。そして、父親のいない子どものことなど考えると……」

なんのことはない。つぎのようなセリフが、飛び出してきたのである。

「離婚はしないことにしました」

「この人と生涯を共にすることを決心しました」

「主人のいい面を、わたしが見ていなかっ

たんです」

こういうラッキーで明解な答えを、奥さんが見出すことができたのは、離婚する前にもいくつかの選択肢がある、という認識をしたこともあると思われる。

ただ漠然と、離婚を考えていたら、本当に離婚したかもしれない。

何事も、漠然と求めていては、いい結果は得られないと思う。

なぜ寝る前七分がいいのか？

人間だれでも、床に横たわるや一瞬にして心がやすらぐ、という人はいない。さっきまでの興奮が、心の中で残り火としてまだ熱いからだ。

そこで最初の一分では、心の落ち着きを得る。大きく二、三回深呼吸するといい。

それからの五分間を、自分が抱える課題の仕込みに使う。

最後の一分間は、何を念じたかという全体像をまとめる。

ということで、だいたい脳に仕込む時間は、七分程度ということになる。

もちろんわたしもそうだが、念じているうちにかえって精神がプラスに高揚し、忘れないうちにメモをしておこう、ということが浮かんで再び起き出すこともある。それはそれでいいのだ。

念じることは一つか二つ

しかし、念じることはなるべく一つか二つがいい。

あれもこれもというのでは、かえって精神がマイナスの煩悩に分裂する人もいるから、プラス方向の具体的な課題を、一つか二つがいい。

脳は、整理されたわかりやすい課題に対しては、プラス反応をするのが得意だからだ。

脳の反応は、太鼓型であることを忘れてはいけない。

暗く叩けば暗く反応し、明るく叩けば明るく反応する。強く叩けば強く反応し、弱く叩けば弱く反応する。前向きに叩けば前向きに反応するのだ。悲観的に叩けば、なお悲観的に反応するのである。

どうせ叩くなら、積極的、具体的、前向き、一つか二つに課題を絞り込むというのが、賢者の脳活用の絶対法則なのだ。

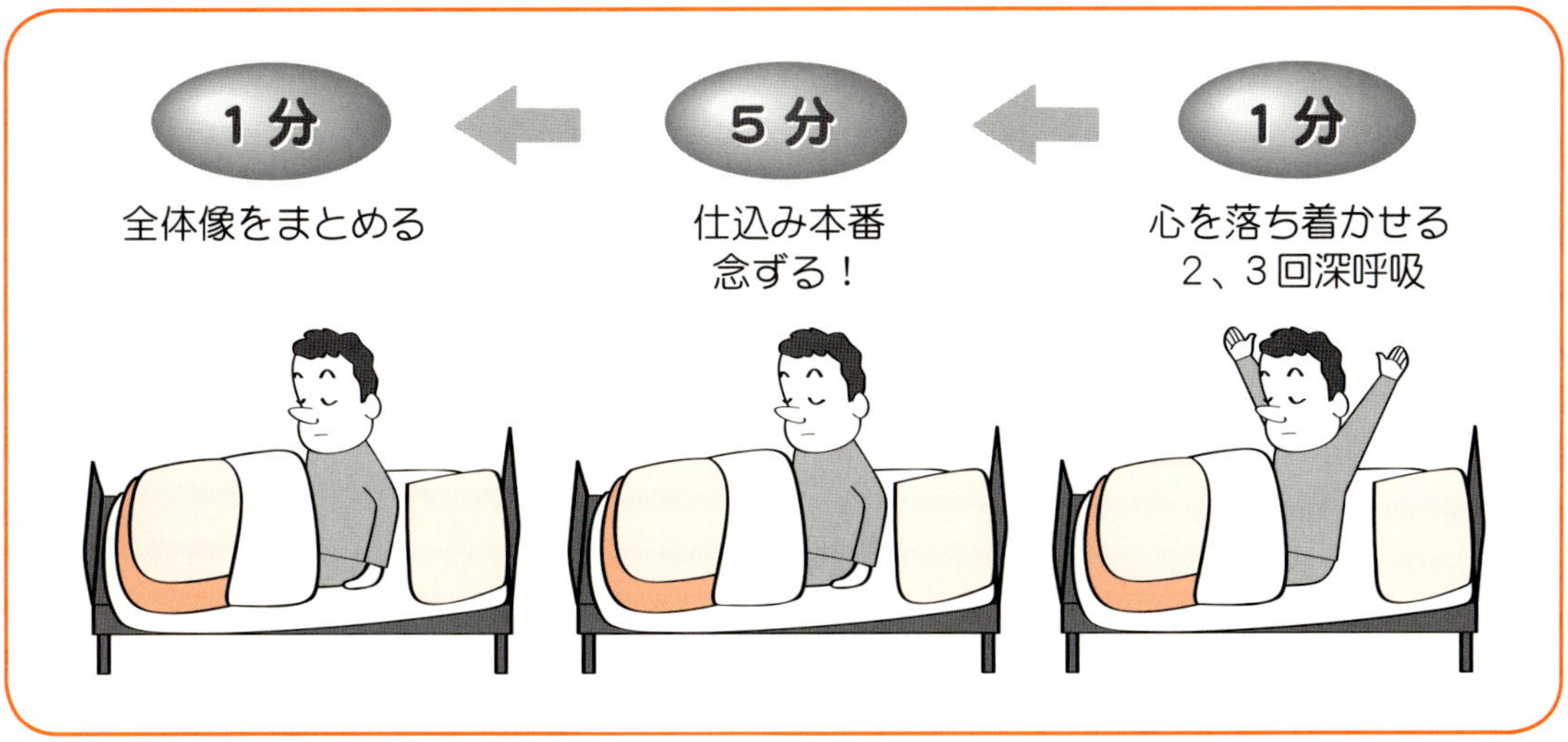

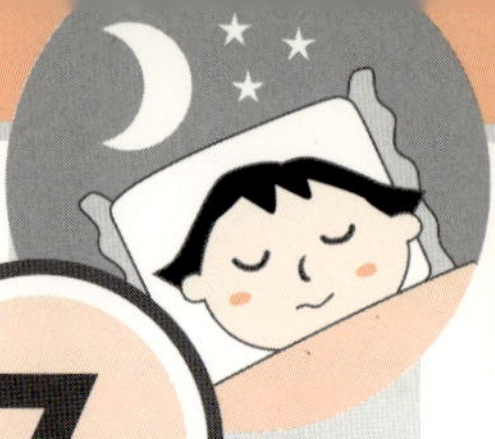

7 “もっと良案があるはず”という前提で、仕込みをせよ

ポジティブ思考で仕込め

“寝る前七分”の脳に、課題を仕込むに際しても、もち込んではならないことがある。

わたしが関与した会社に、会えば必ずガンにかかる恐怖を語る、中年の女性がいた。

「母が子宮ガンで死にました。姉の一人もガンで死にました。ガンの家系なんですね。だからわたしも、そのうちにガンにかかると思います。なんといっても家系ですからね……」

その心情はわかるが、会うたびにこういわれると、（あなたがそう思うなら、きっとガンになるでしょうね）といいたくなるものだ。

こういう心配事やネガティブなことを、悶々として、寝る前の脳に仕込むのは、脳の賢い生かし方としては最低である。

よく、ガンは遺伝だといわれるが、『生命のバカ力』（講談社）をお書きになった筑波大学の村上和雄先生によると、次のことが医学的にもわかったそうだ。

「気持ちのもちようで、遺伝子もONにしたりOFFにしたりできる」

たとえば村上先生は、末期ガンと宣告された人たちが、モンブランに登頂したところ、免疫力（病気への抵抗力）が上昇した、という例を紹介しているが、この記事はわたしも読んだことがある。

落語で大いに笑ってもらったら、やはり免疫力が上がったそうだ。

積極的に意識や環境を変えると、遺伝子でさえ、プラスやマイナスにスイッチの切り替えが可能になった、というのである。

というわけで、寝る前の脳に何かを仕込むのなら、「きっと、自分が思いつかなかった妙案があるはずだ」という、積極的なポジティブ思考で仕込むことだ。

成功を念じて、処女出版が可能に

私事になるが、わたしは著書の累計が一五〇冊以上になった。

まだ一冊も書いていない頃、仕事を依頼した相手の先生が、「二見さんも本を書きなさいよ、あなたなら書けますよ」といってくれた。

相手は、真剣にいってくれたというより、社交辞令でいってくれた、ということはわかっていても、そういうことをいってくれた人が、ほかにはいなかったから、わたしは勝手に解釈した。

それこそ夜寝る前に、自分にいって聞かせたものだ。

「まるっきりのバカに、本を書きなさいという人はいないわけだから、おれにも、本

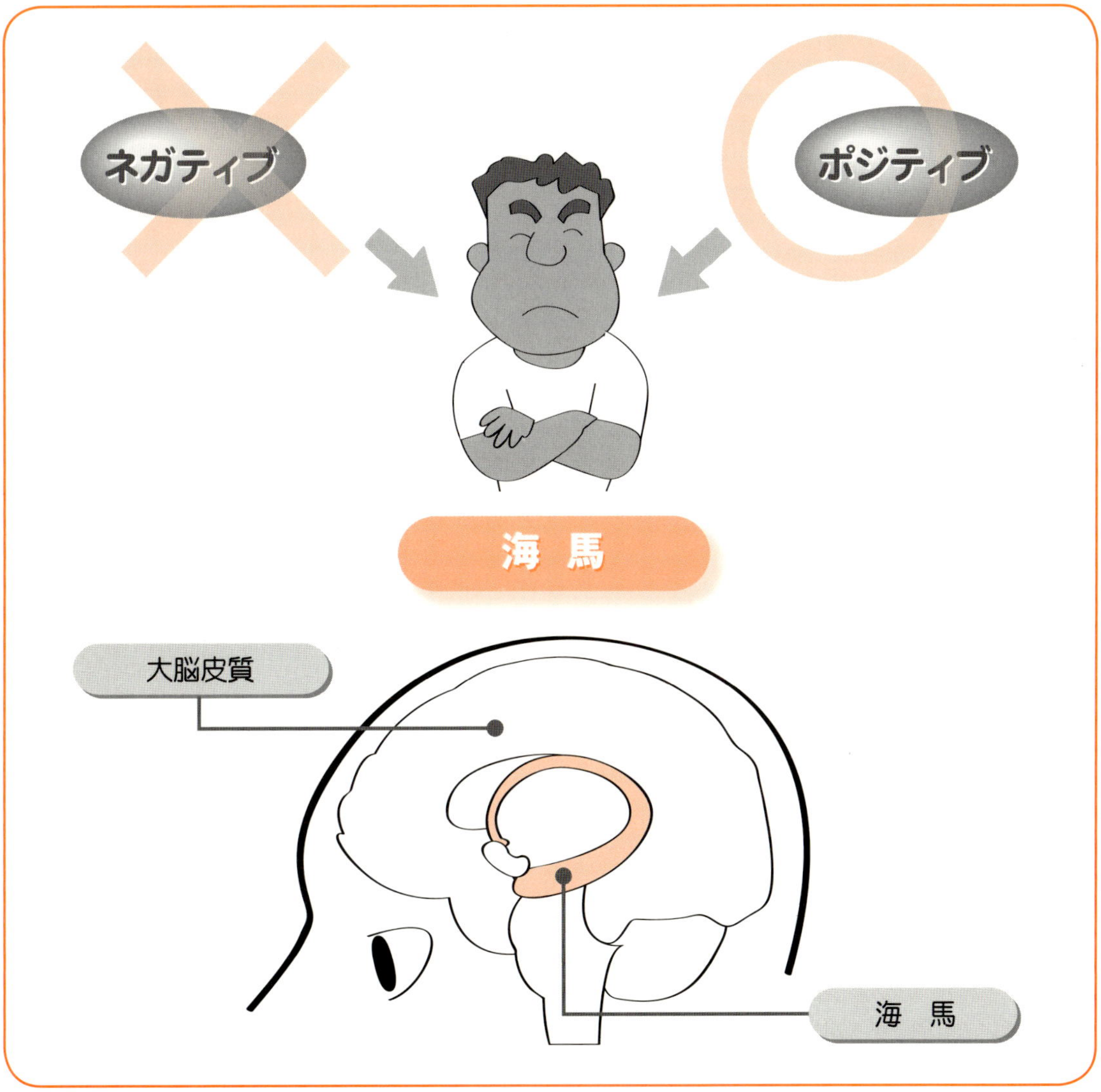

を書く才能のカケラくらいあるのかもしれないな……」

そう考えているうちに、この考え方は、「おれにも本が書ける」というように、変化していったのである。

そして昭和四九年の秋に、自由意志で書いた原稿を、ある出版社にもち込んだのが、わたしの処女出版になったのである。

「もち込んでもたぶんダメだろう」と思ったら、やはりダメになったと思う。「もち込めば、評価してくれる人もいるはず」と思ったからこそ、飛び込み法でもち込んだのだ。

脳もポジティブ思考が好きなのだ。

毎晩寝る前にわたしが、出版の成功を念じた（もちろん読書もしたが）ものだから、記憶の脳と呼ばれる〝海馬《かいば》〟をはじめ、脳組織が総力をあげての連係プレーで、処女出版を可能にしてくれたのではなかろうか。

「おれなんかには、とても本なんか書けそうにもない……」

そう思って毎晩寝ていたら、いま頃わたしは何をしていただろうか。

8 マイナス思考のシューベルト、プラス思考の伊能忠敬

シューベルトのマネをするな

シューベルトといえば、オーストリアの天才的な作曲家として異論を唱える人はいない。

しかし彼は、わずか三一歳の若さでこの世を去った。シューベルトは、天才的な才能を有していたのにもかかわらず、二六歳の頃、ある友人にこんな手紙を送っている（『天才たちの私生活』文藝春秋）。

「ぼくは毎晩眠りにつくとき、二度と目が覚めなければいいと思う。毎朝目が覚めると、きのうの絶望が戻ってくるんだ……」

当時彼は、梅毒にかかっていたそうで、この悩みに支配されていたようだ。しかし彼の実際の死因は、チフスだったそうだ。

この天才作曲家のように、「二度と目が覚めなければいいと思う」と思いながら毎晩寝る、というような暗い思いは、寝る前

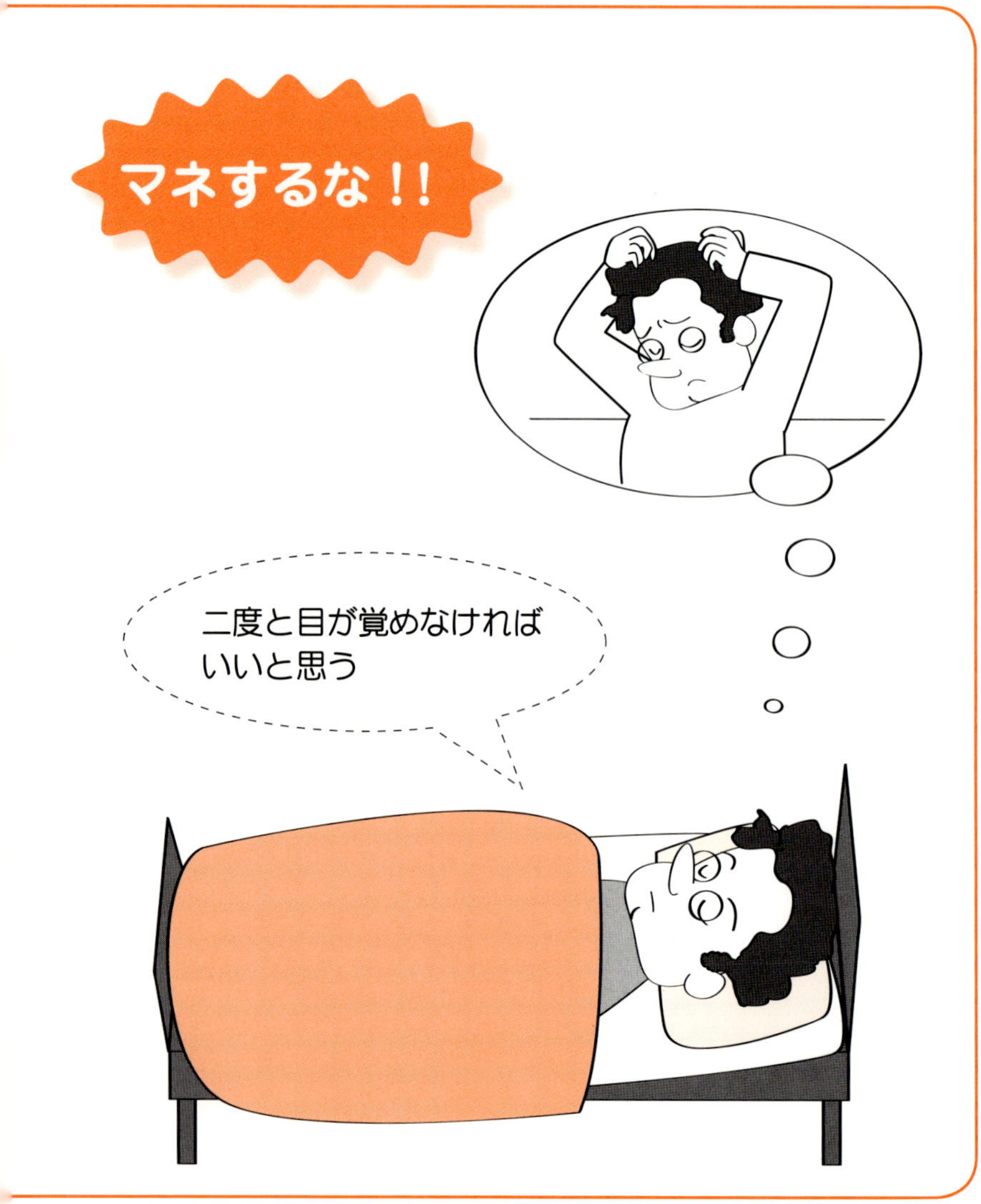
マネするな！！
二度と目が覚めなければ
いいと思う

の脳に絶対に仕込むべきではないと思う。

年下に学んだ伊能忠敬

シューベルトと比べると、まるで別世界の人のようなポジティブ人間ぶりを発揮したのが、伊能忠敬《いのうただたか》である。わが国最初の国土地図を完成させたことで有名だ。

この忠敬という人、少年の頃から特に数学に秀でていた。この忠敬が五〇歳のとき、なんと天文学や測量術に詳しい高橋至時《よしとき》に弟子入りを志願したのである。

だれよりもびっくりしたのは、三一歳の至時その人である。

相手は天下の大数学者。しかも自分よりもおよそふたまわりも年長者である。

「これから、本当に好きな道に入りたいと思います。よろしくご指導ください」

こういって丁重に頭を下げる年上の忠敬に、かえって恐縮し、畏敬《いけい》の念をいっそう厚くした至時だったという。

忠敬は列島の測量活動にかかるや、毎晩寝る前に、「明日は頑張るぞ……」と念じたそうだ。

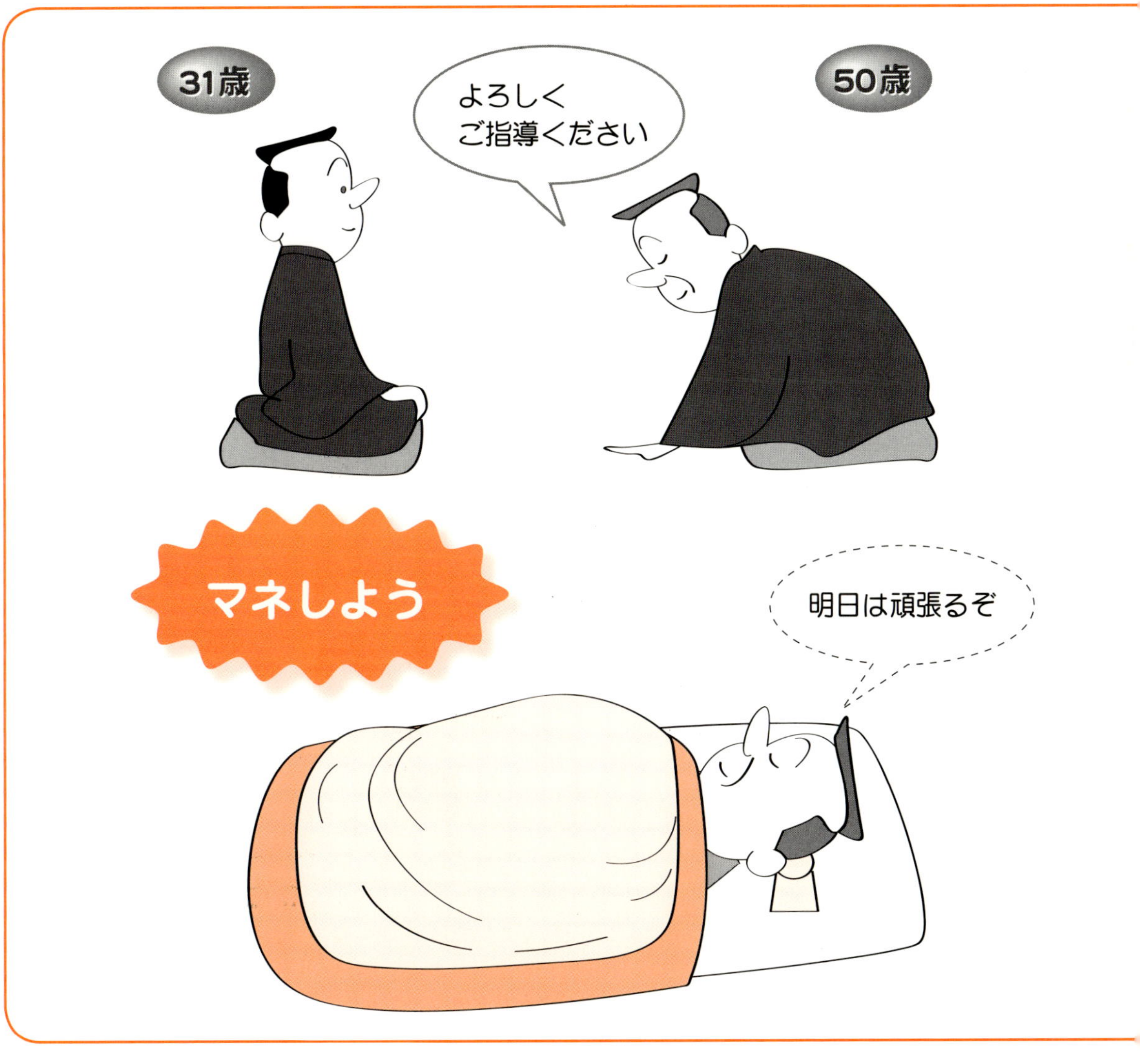
50歳
31歳
よろしく
ご指導ください
マネしよう
明日は頑張るぞ

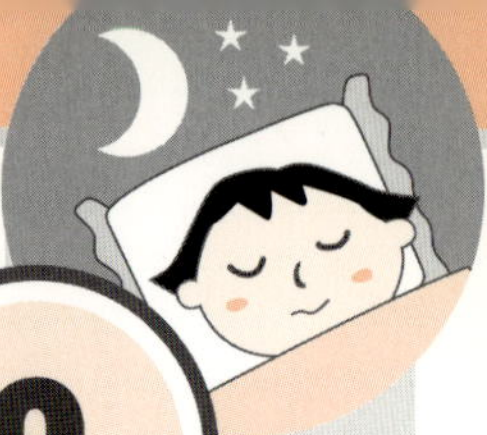

9 仕込みが具体的なら、脳も具体的に反応する

脳は具体的な仕込みほど、具体的な反応をする

寝る前に、脳に何かを仕込む場合、漠然とした抽象的な願望でも願いがかなうのかというと、それはなかなかうまくいかないものだ。

「わたしはなんと不幸な女か、もっと幸福になりたい……」

「仕事がうまくいかない、もっと仕事がうまくいくように……」

こういううしろ向きの抽象論では、脳だって深夜に発酵のしようがあるまい。

不可能と思ったことを可能にしたり、実現にこぎつけた人は、多くの場合、念じるにしても、かなり努力をして具体的に掘り下げ、ここまで最善の努力はしたんだから、あとは天運に任せるしかない、という考え方をするものだ。

たとえば、逆立ちしても世間は学歴とは認めない中学卒で、一時は相当に荒れた生活にまで堕ちながら努力を重ね、とうとう弁護士にまでなった、大阪の大平光代さん。

努力の人だ。感動的な生き方をした人だ。その大平さんの著書の一部を紹介しよう。

「自宅では睡眠をとる以外は、勉強をしているという状態だった。朝八時に起床、顔を洗ったあと、朝食の用意をする。

その間、基本書の重要なところを朗読したテープをヘッドホンステレオで聞く。わたしは内容を頭に叩き込むために、基本書を読むときは声を出して読んでいた……」(『だからあなたも生き抜いて』講談社)

なんと具体的で実務的な、受験目標と努力であることか。

その上で試験を受け、あとは天運に任せるしかない、というのならわかる。

しかし他力依存で、ろくに勉強せず、いくら天満宮に合格祈願しても、合格するはずはない。大平さんの願いは、まず最高の自助努力が下敷きにあったのだ。

寝る前に、東西南北に頭を下げるプロ商人

東京の練馬区に住む、ある宝石商Kさんのお宅を訪ねた。

自宅に入ってびっくりした。事務所に使っている一室だが、なんと東西南北の壁に、ずらりとお得意先の屋号や個人の名前が、墨痕あざやかに書かれ、貼り巡らせてあるではないか。

壁のない方位には、鴨居の上にまで貼ってあるのだ。

いったいなんのために？　すると彼は教えてくれた。

「ぼくは毎晩寝る前に、お得意様に向かって感謝の挨拶をしてから寝るんです。壁の

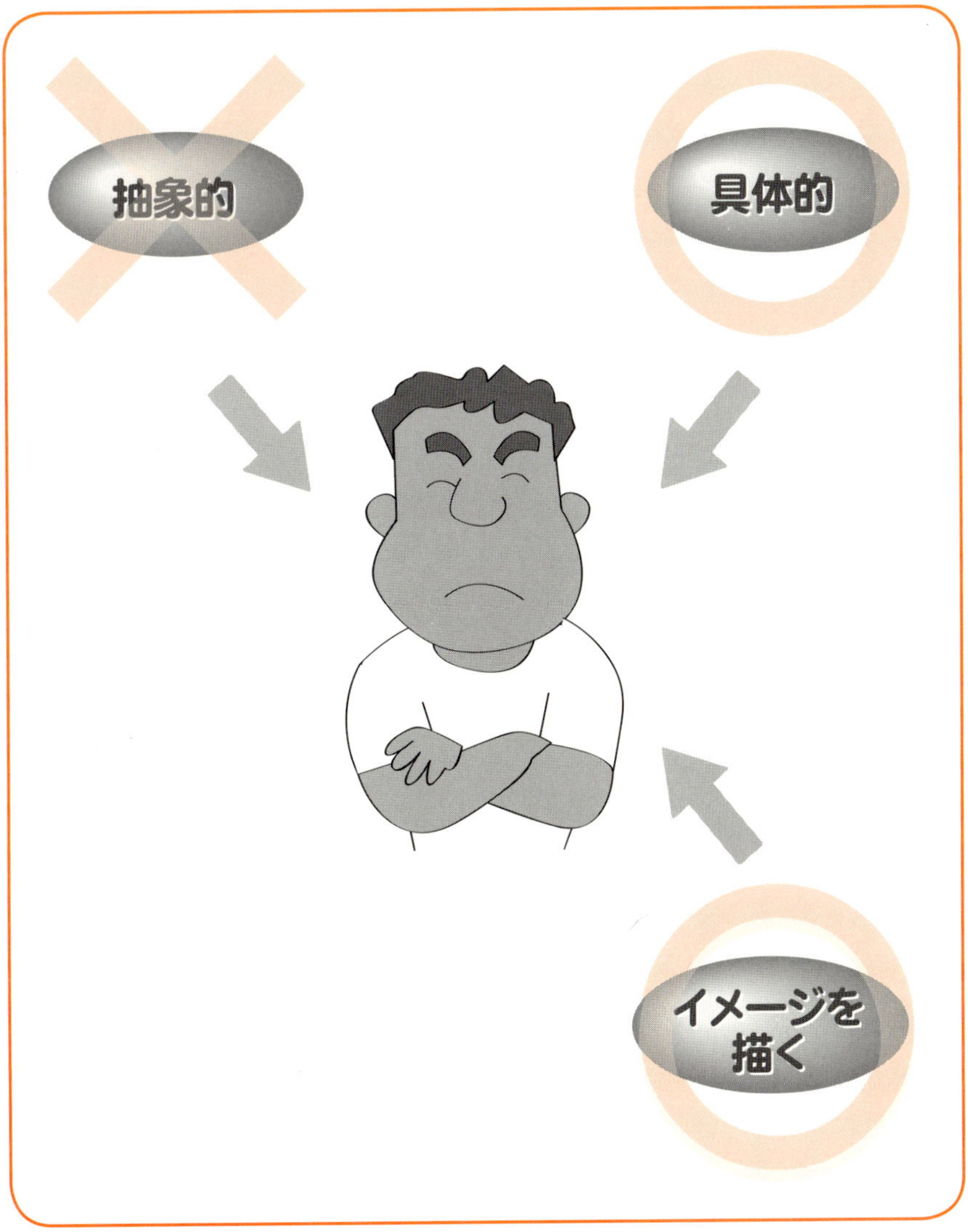

札はみんなお得意様のお名前なんです。ですから、北陸地方のお客様は北側の壁に、九州地方のお客様の場合は西側の壁というように貼ってあります……」

わたしはこんな冗談をいって、二人で笑いあったものだ。

「お得意様に足は向けられませんから、毎晩立ったまま寝るしかありませんね」

Kさんは、スリランカあたりまで宝石や貴金属の仕入れに出かけ、全国の小売り店に卸《おろ》す仕事をしているが、そのKさんは、こんな話もしてくれた。

「明日お得意様と商談予定の場合は、寝る前に、明日の商談展開のイメージを頭に描きます。たとえば、奥様が怪我をされたあとならば、お見舞いの品を持参し、まずお見舞いの挨拶をしてから……という具合です」

わたしは博多の東中洲にある老舗の宝石店に、このKさんと同行して訪ねたことがあるが、じつに商談がスムーズである。トランクから商品を取り出すにしても、「さあ、どうですか。よかったら仕入れてください」という感じはいっさいない。

相手が、「ではその品物、いまそこにもっているの？　だったら早く出して見せてくださいよ」と、相手のほうから声をかけるような展開なのだ。

夜寝る前に、商談場面のイメージを描き、そして感謝の挨拶をして床に就く。

このKさんのような、脳への仕込み法もあるのだ。

仕込みはなるべく具体的に。最高にうまい脳の使い方のコツと思っていい。

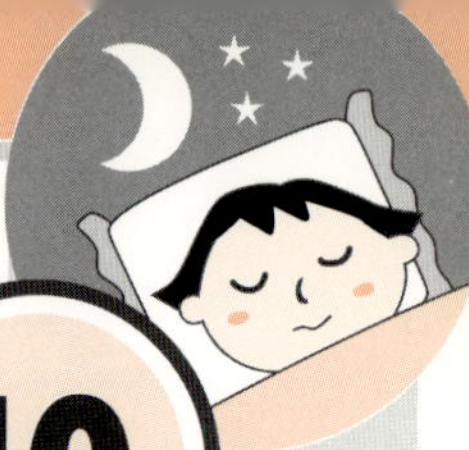

10 日本と中国の知識人も唱える〝三上主義〟

寺田寅彦も認めていた

企画するとは、新しいことを企てることである。

先に紹介した「枕上・厠上・馬上」を、再び掘り下げてみよう。

まず紹介したいのは、「天災は忘れたころにやってくる」という警句を、忘れっぽい後世のわたしたちに残した、物理学者であり作家でもあった寺田寅彦のことである。

じつはこの人が書いた随筆に、『路傍の草』というのがある。

その書き出しに、こういう一節（中略）があるのがおもしろい。

「〝三上《さんじょう》〟という言葉がある。枕上・厠上・馬上の三つを合わせて、三上の意だという。〝いい考えを発酵させるに適した三つの環境〟を対立させたものと解釈される。なかなかうまいことをいったものだと思う。

この三つの境地は、いずれも肉体的には不自由な、拘束された余儀ない境地であることに気がつく。

この三上にある間は、われわれは他の仕事をしたくてもできない。しかしまた、一方からみると、非常に自由な解放されたありがたい境地でもある。

なんとならばこれらの場合、われわれは外から、いろいろな用事を持ちかけられる心配から免れている。肉体が束縛されているかわりに精神が解放されている。頭脳の働きが外方へ向くのを止められているので、自然と内側に向かっていくせいだと思われる……」

昭和一〇年に亡くなった偉大な学者もまた、三上主義の意義を認めていたのである。

わたし自身は、この三上主義を拡大して解釈している。その一つが出張である。

これについては次項で。

〝三上主義〟を最初に唱えた欧陽脩

じつは「枕上・厠上・馬上」を最初に唱えた人は、中国では歴史上の重要人物である欧陽脩《おうようしゅう》という人である。

この人は現代のわが国にたとえれば、革新的な官僚であり、頭コチコチの役人とは大いに一線を画した人だった。

実践派の学者であり、官僚でもあった欧陽脩は、革新的なせいで左遷や復帰をくり返した人でもあった。著書としては『新五代史』や『新唐書』がある。

革新的であったからこそ、自分の仕事経験を通して、三上主義を唱えたのである。

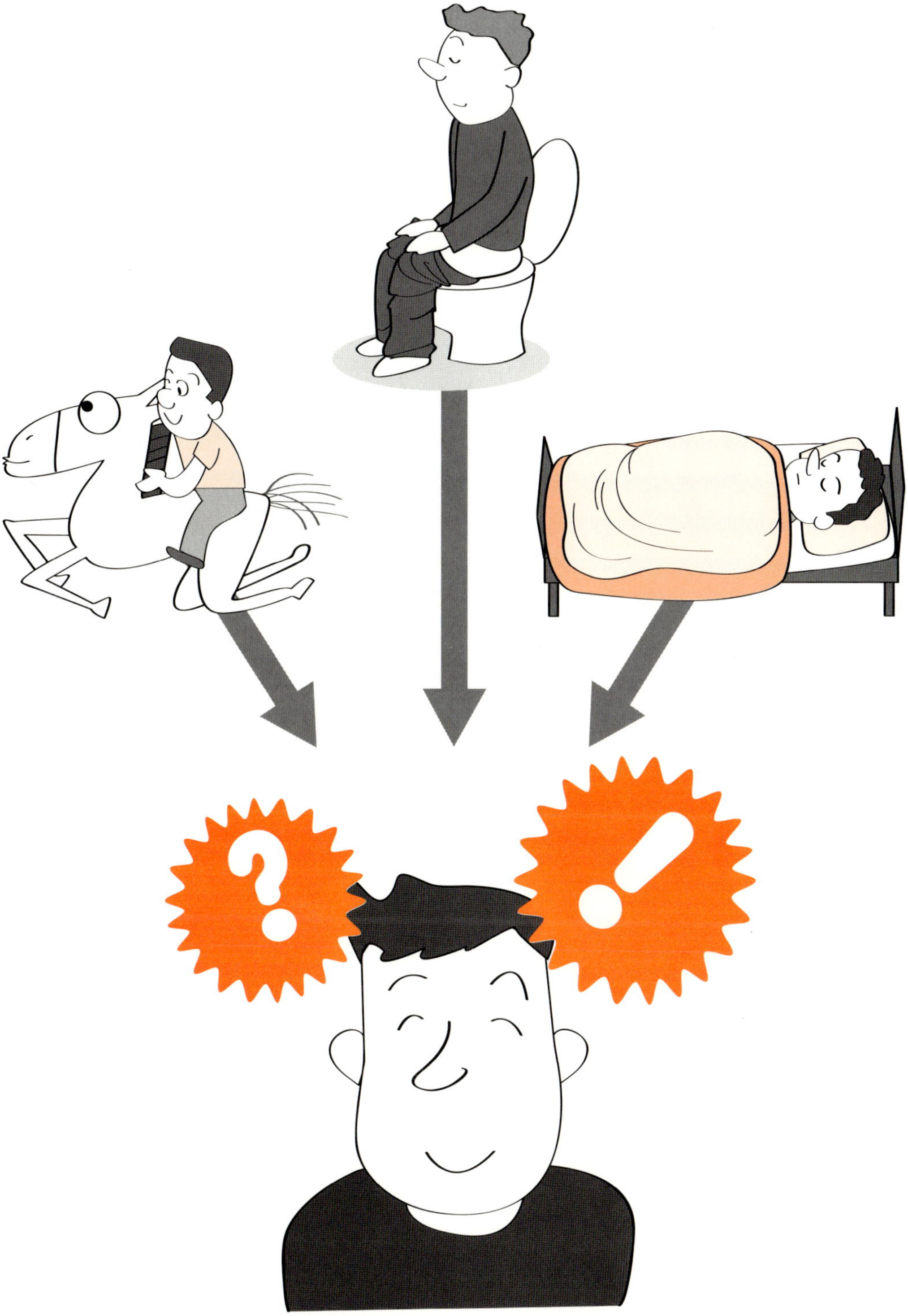

肉体が束縛されているかわりに
精神が解放されている

11 企画するなら、出張もチャンスの一つ

馬上とは現代の出張といっていい

前項に続くが、わたしは〝馬上〟の現代的な解釈は、旅（出張）だと思っている。出張先では、自宅書斎にいるときと違って、仕事をするには不自由である。

まず身のまわりにストックしたいろいろな資料もない。修正ペンもハサミもない。仕事をする上での多くの小道具がないのである。

しかし自分の書斎では、雑事が山ほどある。

ところが出張先では、いろいろな雑事から解放される。

ということは、寺田寅彦がいうように、企画的な仕事に集中できるのだ。

わたしが三〇代半ばの労務課長のころ、「神奈川労働基準局からの、労災保険料の更正決定通知をどうしたものか？」と、結論を出しかねていた時期がある。

どんな通知か簡単に説明すると、「貴社の労災保険料は、納付額が少ない。よって〇〇百万円追加して払いなさい」という内容のものだ。現在の額に換算すると、三千万円ほどだった。

わたしは担当課長として、出張中にじっくり考えた。つまり寝る前の脳にしっかり仕込んだ。

その結果、わたしはつぎのような結論を出した。

「自分の労働者災害補償保険法の解釈と運用にミスはない。だから、労働監察官あてに異議申立書を書くぞ！」

もちろんわたしは、これに関する判例集なども買ってきて勉強した。

ついでに書けば、役所というところは、「やあ、すまんすまん、自分のほうがミスしてました」などとは絶対にいわない。じつに頑迷な組織なのだ。

出張は単なる観光旅行ではない

「宅急便」を開発した、大和運輸（現在ヤマト運輸）の社長（当時）であった小倉昌男さんは、人格識見ともに最高レベルとわたしは思うのだが、この小倉さんをして、こう語らせている。

「役人の頭の悪さにはあきれるばかりであったが、何より申請事案を五年も六年も放っておいて、心の痛まないことのほうが許せなかった」（『小倉昌男・経営学』日経BP社）

神奈川労働基準局の場合は、そこまで頑迷ではなかったが、二度と払えとはいわなかったことを考えると、わたしの異議申立が通ったということであろう。

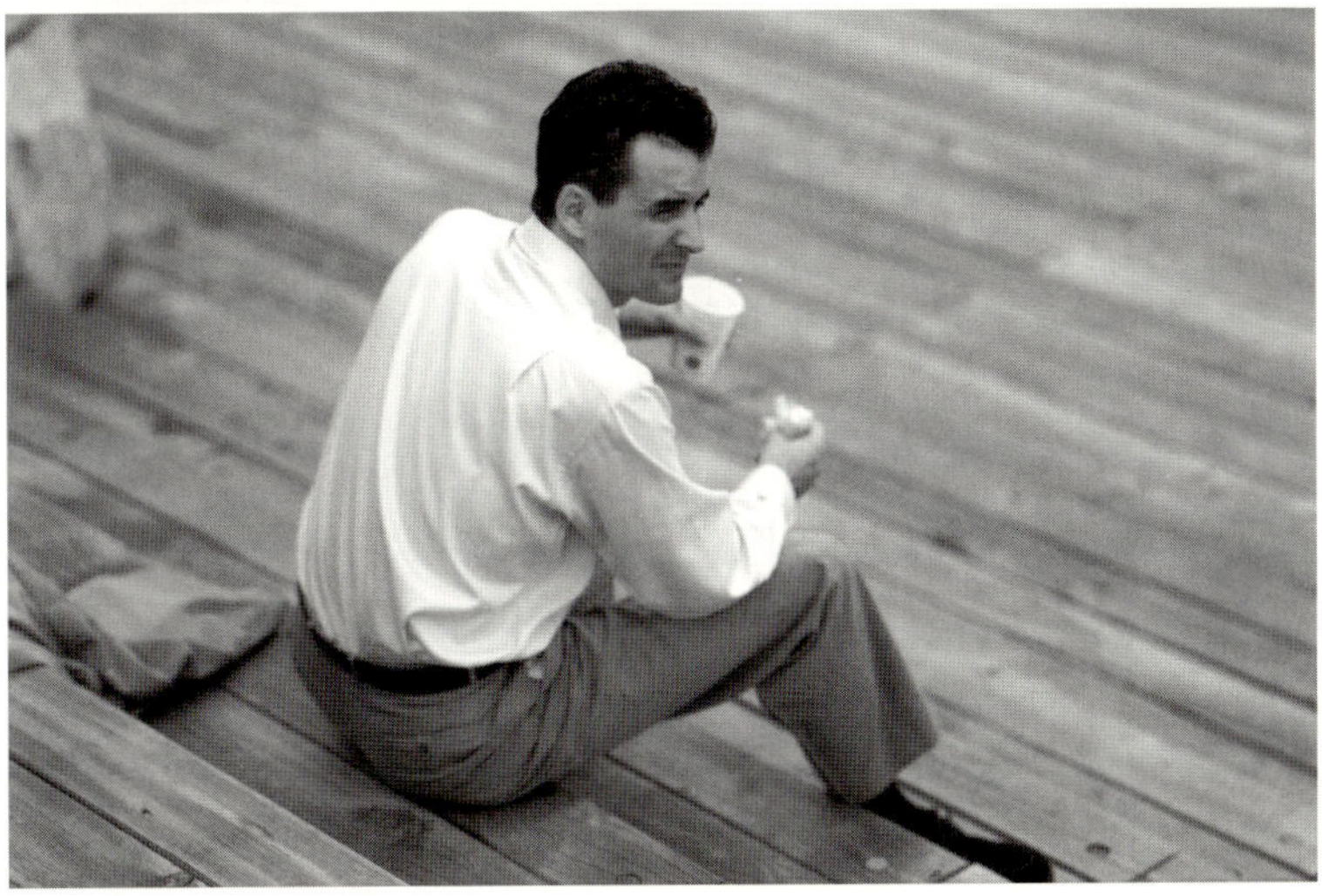

こういう集中熟慮を要する案件などは、出張中の脳に最適である。

出張中を息抜きの場にするのも悪くはないが、いつもそうでは、出張という名の単なる観光旅行にすぎないのではないか。

「馬上とは出張なり」。単純にして明解な解釈と思って、長い間活用している。

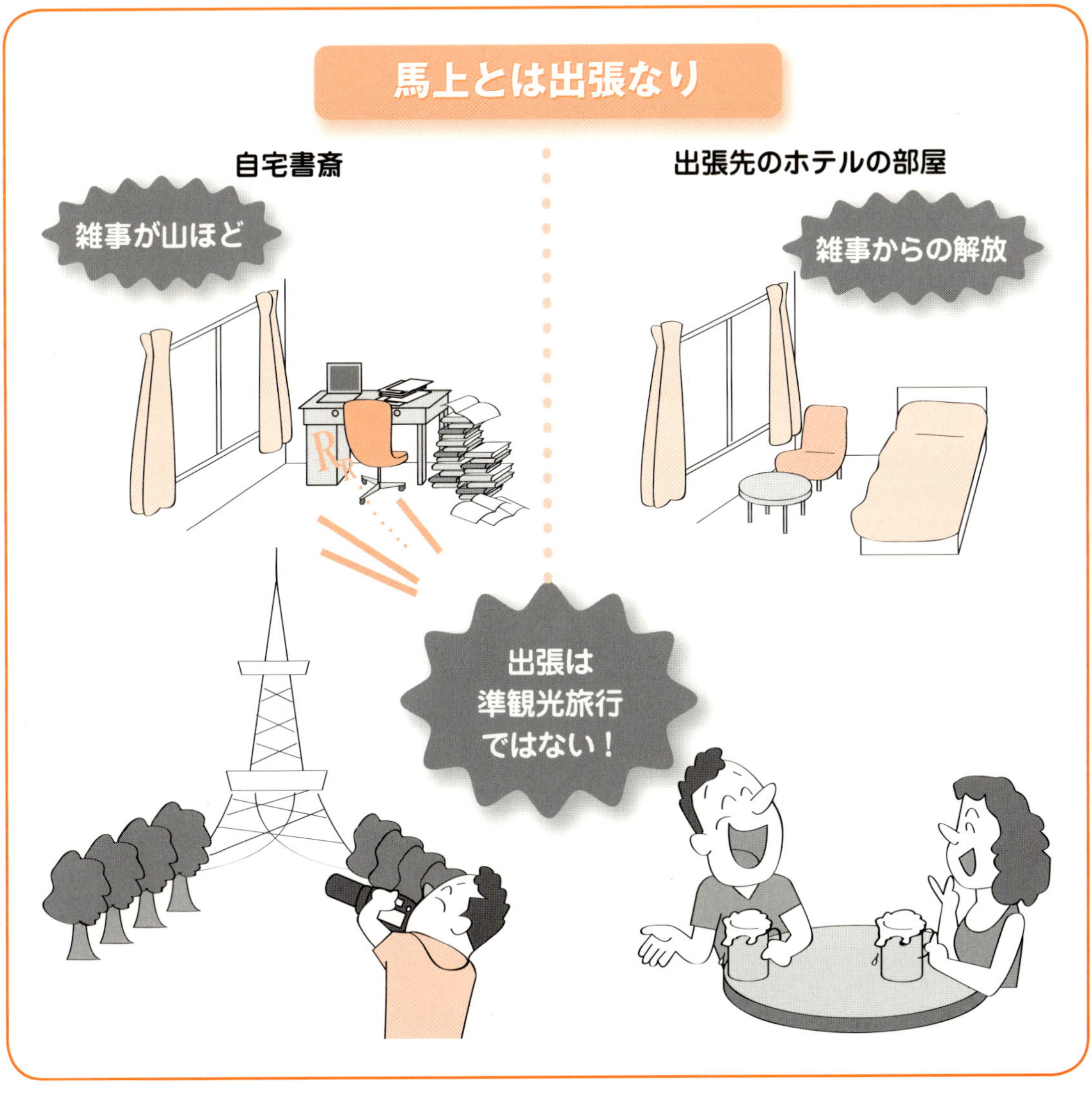
馬上とは出張なり
自宅書斎
雑事が山ほど
出張先のホテルの部屋
雑事からの解放
出張は
準観光旅行
ではない！

12 テレビでバカになるか、テレビを絶って知恵を育てるか

テレビの娯楽番組を絶つことができるか

テレビの報道番組が勉強になり、価値ある情報収集になることも少なくない。

しかし、娯楽番組ばかり見ていたら、バカになることはあっても、利口になることはない。

わたしの場合、忙しいときはニュースは見ても、それ以外の番組を見ないことはよくある。だからといって、人から「モノを知らないね」といわれることはない。

話はかわるが、ＮＨＫのラジオは毎晩、一一時を過ぎる頃から、『ラジオ深夜便』に切り替わる。実のある内容でファンも多く、リスナーのために、各地で〝ラジオ深夜便の集《つど》い〟というのも催される。

わたしは参加したことはないが、番組でその様子が紹介されるから、とても盛会であることもわかる。

夜も一一時を過ぎた頃、ほかの民放のラジオを聞いてみるがいい。

知的なものは何もない、といってもいいすぎではないと思う。勢い中高年は、『ラジオ深夜便』に耳を傾けるようになる。

テレビにも似たような部分がある。特に娯楽番組だ。

なぜしょっぱなから、テレビやラジオのことを書くのか。寝る前の脳に、前向きなテーマをせっかく仕込んでも、そのあとでテレビ番組を見たりしたら、情報の干渉（10ページ参照）のせいで、脳の発酵がうまくいかなくなるからだ。

だから、資格試験への合格を目指すにしろ、仕事の宿題を仕込むにしろ、一過性の娯楽番組なんかに誘い込まれない、という強い意思が必要である。

寝る前の脳に、テレビ情報がよくないワケ

あるテーマを脳に仕込む、ということは、潜在意識に浸透させる、ということである。「潜在意識」を考えるとき忘れてはいけないことは、対極として「顕在意識」というものがある、ということだ。

傷を負ったとき、「痛いッ」と感じるなどは、ずばり顕在意識である。

ところが、「おまえが寝ているときにする歯ぎしりは、聞いていてうるさいよ」といわれても、歯ぎしりをする人はほとんど自覚はない。この歯ぎしりをもたらすのが潜在意識である。

心臓が動く、瞬《まばた》きをする、胃腸が活動する。こういうものすべて潜在意識のせいだ。

この潜在意識が宿る場所が、記憶の脳と呼ばれる〝海馬〟をはじめ、意思や創造を

つかさどる〝前頭連合野〟（この部分が、右脳と左脳に分かれる）である。そこにテーマを浸透させることが重要なのである。

脳科学の本を読むと、とても覚えきれないほどの脳組織の名称があるが、じつは脳全体は、見事な連係プレーの達人なのだ。つまり、ある部分の脳だけが働いたり反応するのではなく、複雑で膨大な量の神経で、あらゆる脳組織が連絡しあっているのである。

数多い脳の部位の中には、わたしたちのやる気にもっとも関係する、〝側坐核〟という部分もあるが、この大きさは、直径わずか二ミリしかない。こんな微小な組織まで、総合力の中に取り込んで、脳は二四時間眠らずに発酵をするのである。

ところがこれらの脳組織には、一大特徴がある。

それは、仕込まれるテーマを「ノー」といって拒否をすることはなく、みんな受け入れてしまうことである。それがどんなに猥雑なものであろうが、受け入れてしまうのだ。

せっかく仕込んだテーマや宿題のあとでテレビを見たりすると、脳組織がまとまりのない乱雑なテーマを与えられることになり、発酵しようにも発酵できないのである。

だから寝る前の脳に、特定のテーマを仕込んだら、テレビは見るなということだ。

ではテレビ以外はいいのかというと、それもよくない。

「寝る直前の脳に仕込む」ことが、効果的な発酵を促すのである。

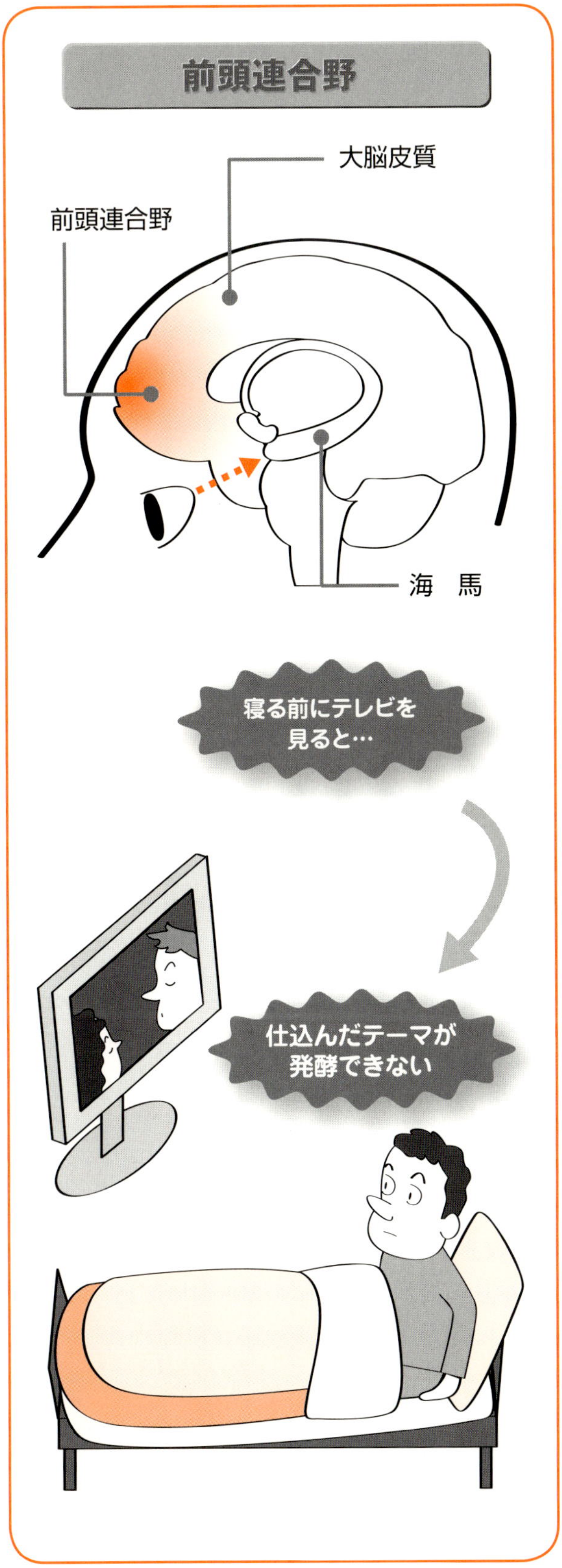

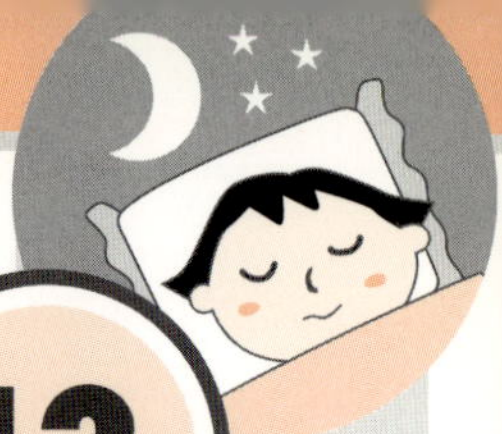

13 抽象論では成果なし、噛み砕いたプラスイメージを仕込め

潜在意識と自律神経の密接な関係

潜在意識（脳組織）は、わたしたちから仕込まれる特定のテーマや宿題を「ノー」と拒絶できない宿命ももっている。なんでも受け入れてしまうのだ。

だから、くだらない雑情報に潜在意識をさらすと、それも受け入れてしまうのである。

だからこそ、脳組織への情報の与え方が大事になってくるのだ。

潜在意識は、自律神経と密接に関係している。

心臓の鼓動、血圧、汗をかくなどは、わたしたちがいちいち意識して行っているわけではない。これらのコントロールこそ、自律神経特有のものだ。

それでは、自律神経をわたしたちの意思でコントロールすることは、絶対できないのか。

じつはできる。たとえば、病院嫌いな人が医者に血圧を測られると、ふだんは八〇から一四〇ほどの人が、九〇から一六〇ほどに上がる、などの例は多い。

これは病院嫌いと重なって、医者に何かいわれはしないかという緊張と不安心理が、血圧までも変えてしまうのだ。こういう血圧を、現在は「白衣性高血圧」と呼ぶ。

手に汗握る場面、といういい方があるが、これも気持ち次第で、発汗作用まで他律的に変えてしまう例である。

「ドキドキしちゃった」などともよくいうが、精神的に緊張すると心臓の鼓動まで激しくなったりする。

こういう例でもわかるが、潜在意識は、わたしたちが描くイメージが具体的であればあるほど、具体的に反応を示すのである。

だからわたしたちは、前向きに潜在意識の反応を得たければ、より前向きで具体的なイメージで寝る前の脳に仕込めば、よりよい結果が得られるのである。

ヘレン・ケラー女史や宇野千代さんに共通したこと

ヘレン・ケラー女史（アメリカ）といえば、聞こえない、見えない、話せないという、多重障害者の社会事業家として有名な人だ。

同じように、障害者としての哀れさなど微塵も感じさせない、超生き生き青年が、『五体不満足』（講談社）を書いた乙武洋匡《おとたけひろただ》さんである。

彼もヘレン・ケラー女史の言葉を座右の銘にしている。

その言葉とは、こんなものだ。

「障害は不便である、しかし、不幸ではない」

ヘレン・ケラー女史や乙武さんは、絶対にマイナスイメージを脳に仕込むことはしなかった人、として知られる。

たとえばヘレン・ケラー女史は、よき指導者を得て、相手の口に自分の手を当て、相手の口の動きから話す技術を身につけた人だ。

だから先にわたしは、「話せないという多重障害者」と紹介したが、正確には、〝もとはそうだったが、話せるように自己鍛練をした人〟なのだ。

ところで、一九九六年に百歳を目前にして亡くなった、女流作家の宇野千代さんは、まさに生涯現役を貫いて生きた人だが、その宇野さんが書き残している。

「わたしのいちばん嫌いな人は、『あたし、駄目なんです。生まれつき、文章なんか書けないんです』と言う人である」（『行動することが生きることである』集英社文庫）

その宇野さんは、九〇歳を過ぎてから、こんなことも書いている。

「人にはおかしいと思われるかも知れないが、わたしは、これは難しいと思われることには、自分のほうから、進んで、その難しい事柄の中に入っていく。そういう方法を身につけた。これはアランから学んだことで……」

アランとは、フランスの哲学者で、この人が書いた『幸福論』を読んだ人も多いと思う。

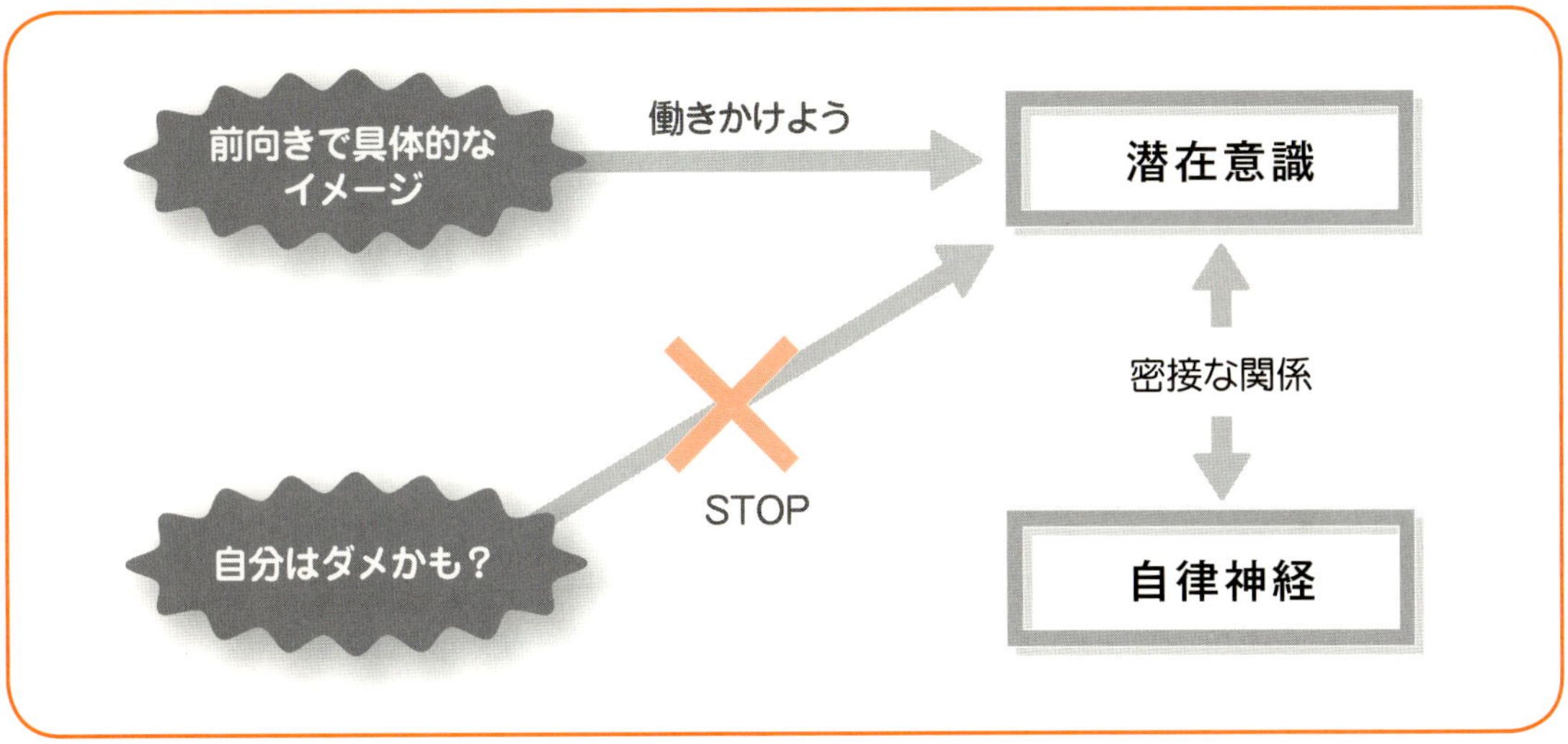

プラスイメージが、幸福への道をひらく

さて、いろいろと書いたが、要は、「自分にもできる」という前向きなイメージを、寝る前の脳に真剣に送り込めば、いろいろな可能性が開け、「自分にはダメかも？」と、ネガティブなイメージを送り込めば、イメージどおりにダメになる、ということである。

くり返そう。イメージは、「もっとやりがいのある仕事をしたい」という抽象的なものではなく、「自分の実力で勝負できる、飲食の世界で成功するには？」というように、具体的なほどいい。もっといいのは、「ベジタブル・レストランを開きたいが？」というように、さらにイメージを絞り込めばなおいい。

プラスイメージにしか、プラス結果ははね返らないのだ。

具体的なプラスイメージ、これぞ人生の幸福を開拓する鉄則なのだ。

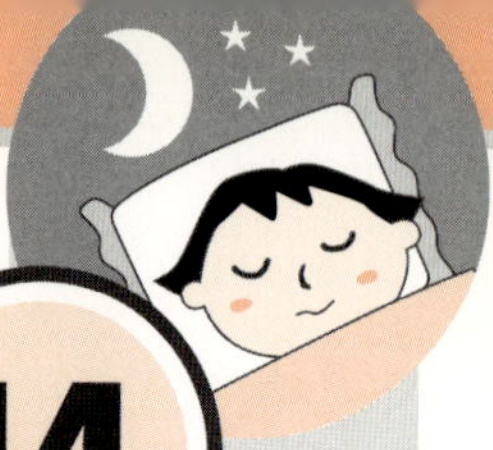

14 わたしの大臣賞受賞は、「もっといい戦略は？」と仕込んだ結果

仕掛けと眠りが、どう関係する？

一九八二年に東北新幹線が開通して、はや二〇年が過ぎた。

さて、この新幹線の開通を記念して、仙台駅のコンコースには、表面仕上げにササニシキ約一二万粒（三キログラム）を使った模型の東北新幹線が陳列された。

長さは二メートル近く、高さは三一センチ。線路の路床の石もコメ粒だ。

テレビでも報道されたせいか、しばらくは多くの人だかりが続いたものだ。

この着想と企画は、当時コメの卸を業とする、仙台のある協同組合に、顧問として毎月通っていたわたしが仕掛けたものである。

当時は飛行機で東京―仙台を往復していたが、新幹線内では執筆をすることはあっても、機内では座席間の間隔も狭いから、いつも眠ることにしていた。

だから、「どうせ飛行機の中で眠れるから……」と思って、前夜は短時間の睡眠ですませていたものだ。とはいっても熟睡とはいかない。

いわゆる脳科学の用語でいえば、〝レム睡眠〟というやつだ（6ページ参照）。

レムとは、Rapid Eye Movement の略で、瞼の下で眼球が動くときの眠り方だ。このレム睡眠の時間というのは、簡単にいうと、体は活動休止なのに、脳は夢を見たりして活動をしている状態なのだ。

別ないい方をすれば、この睡眠中に脳内部の情報が熟成されたり整理され、あるいは記憶が再編・固定化される眠り方、という状態だ。

反対に、眼球は動かず、深く安らかで大脳に休息を与える睡眠が〝ノンレム睡眠〟だ。

仕込んだテーマが、レム睡眠で開花した

わたしの機内での眠り方というのは、熟睡状態のノンレム睡眠ではなく、レム睡眠だったに違いない。しかし、レム睡眠にしても、乗り込むなり眠れるはずもない。

当時は、コメの販売自由化を前にしていたから、「どうやって顧問先組合の販売を強化し、ライバルに勝つか」と、いつも考えていた。

そして、「いよいよ今年（八二年）は、予定どおりなら六月二三日が、新幹線の開通の日だ」と思いながら、新春正月を迎え、機上の人となったのである。

こんなことを考えながら、前夜の睡眠不足を補うように、エンジン音を子守歌がわりに、いつの間にかレム睡眠の世界に沈んでいった。

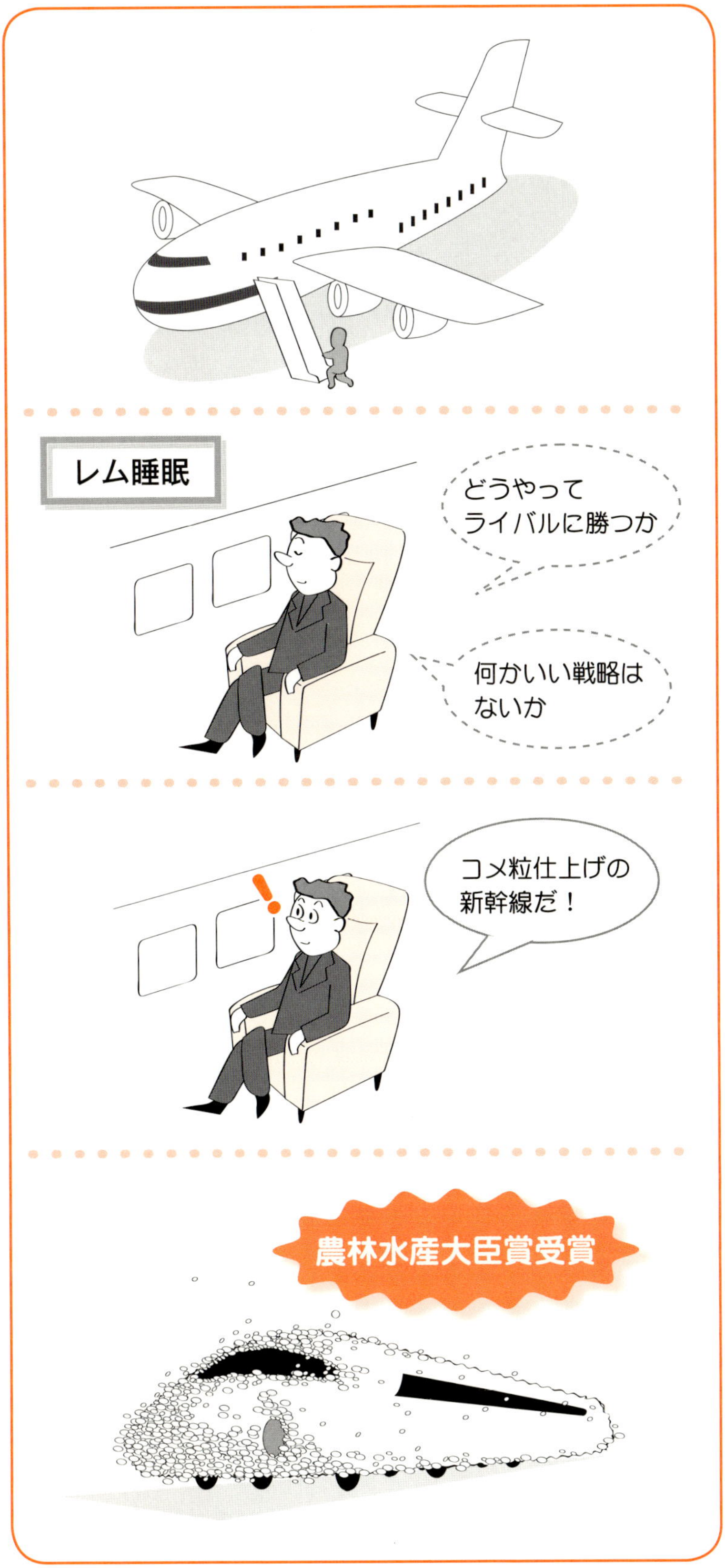
レム睡眠
どうやって
ライバルに勝つか
何かいい戦略は
ないか
コメ粒仕上げの
新幹線だ！
農林水産大臣賞受賞

眠りから覚め、着陸態勢に入るときに、わたしはこんなことを思いついた。

「仙台といえばササニシキの本場。このササニシキと新幹線をドッキングできないか。ササニシキを表面仕上げ材にして、東北新幹線の模型を作れないものか?」

これ以上の説明はくどくなろう。

わたしは機内に乗り込むや、ひと眠りする前に、「何かいい戦略や仕掛けはないものか?」というテーマを、脳に仕込み続けた。

その結果、レム睡眠中の脳が思考を練り上げ、「コメ粒仕上げの新幹線模型」につながった、とずっと思っている。似たような体験を多く経験しているからだ。

わたしの提案はやがて実り、組合ともども農林水産大臣賞を受賞したが、わたしは、模型の新幹線企画を、「現代の〝馬上主義〟の成功」と思っている。

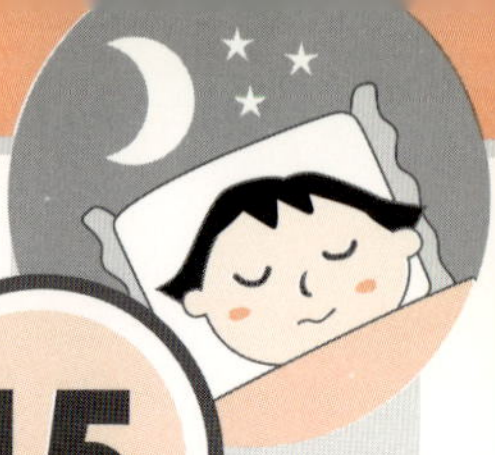

PART 3 寝る前の脳は、開発意欲に敏感に反応する

15 仕込み方を間違えると、脳さえ悩み惑う

青白い病人の正体は？

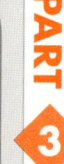

脳は人間の指示にとても従順で、仕込まれるテーマを、そのまま受容してしまう。それに関して、わたしは四〇歳の頃、遺書を書いた経験がある。

その遺書は、人間ドックでの受診に端を発したものだった。

初めての人間ドックの診断シートを、手にしたときのことだ。

医師の、「胃カメラで精密検査をしたほうがいいでしょう」というアドバイスが耳にこびりついたまま、わたしはシートをよく見ながら帰宅することにした。

しかしとりあえず、書店で「ガン」に関する本を買った。シートの診断結果が、胃潰瘍または胃ガンの疑いあり、となっていたからだ。

本には、胃ガンの兆候として、こんなことが書いてあった。

「症状が進むと、食べ物の好みが変わることもある。肉好きな人が、突然肉が鼻につき食欲をなくすとか、むかつくこともある……」

重い気分を引きずるようにして、自宅の玄関を開けた。

家では妻が、肉を焼いているふうだった。ぷ～んとにおうからすぐわかる。途端に胸に突き上げるようにして吐き気が襲った。

「ああ、なんたることか。本に書いてあるままじゃないか！」

わたしは、胃カメラによる精密検査までの一週間に、何をしたかというと遺書を書いた。

胃ガンだと思い込んでいたからだ。食欲は減る、肉は食べたくない、体重も減る、ときどき吐き気も襲う。もちろん元気もなくなる。

街を歩いても、風景も灰色にしか見えない。すれ違う人が、みんなニコニコしているのが腹立たしい。なぜこのおれがガンにかからねばならないのか、という恨み節が頭をもたげるばかりなのだ。

妻は当時のわたしのことを、「青白い顔して、死人のようだった」といったものだ。

マイナス仕込みには、マイナス増幅で応えるのが脳

さていよいよ、胃カメラの検査の日がやってきた。

エビのように体を曲げ、ベッドに横になると、カメラがわたしの口から挿入された。そして、検査も終わる頃、医師がわたしに言葉をかけた。

「フタミさん、自分の胃を見たことありますか？」

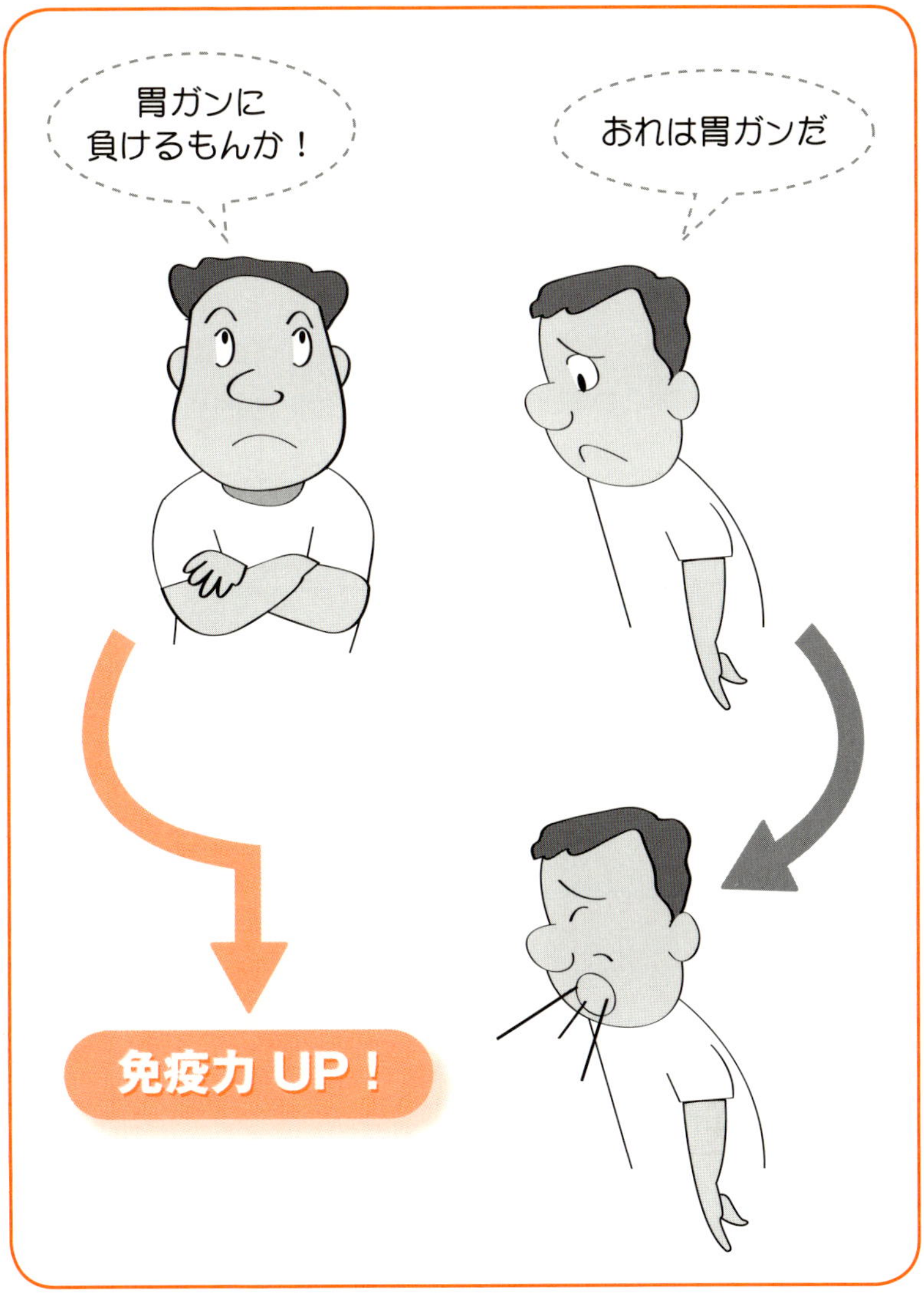
おれは胃ガンだ
胃ガンに負けるもんか！
免疫力 UP！

あろうがなかろうが、カメラを口にくわえたままモノがいえるわけがない。すると医師は、わたしの返事なんかおかまいなしに、話を続けたのだった。

「フタミさん、今夜はお赤飯でお祝いですね。きれいな二〇代の胃袋です。ドックで映っていたのは、動いていた胃袋の一瞬の変形が、異常なように映っただけですよ」

このひと言でわたしの気持ちは、一瞬にしてルンルン気分に変わった。

帰宅する足どりも軽く、その夜は、二人ぶんの焼き肉をペロリと平らげた。胃ガンの症状は一瞬にして消滅したのだった。

お世辞にも自慢にならない、わたしのナンセンスな経験で、はっきりわかったことは、わたしが脳に仕込んだテーマが、〝ガンへの不安心理〟一辺倒だったものだから、脳もまた、不安というテーマに呼応するかのように、不安な反応で応じたということである。

脳は、不安には不安を増幅するように応え、やる気にはやる気を増幅するように応えるものである。わたしが、「おれは胃ガンなのだ」と思うと、「そう、あなたは胃ガンだ。吐き気もするでしょう」というように反応したのだ。

だから、賢い脳の生かし方は、前向きな強いプラスのテーマを仕込むことである。マイナスの仕込みや信号を送ってはいけないのだ。

胃ガンが怖くてたまらないのなら、逆に「わたしが胃ガンに負けるわけがない。胃ガンを徹底的にやっつけるぞ！」と決意した仕込みをすれば、きっと免疫力も高くなるはずだ。

それを、マイナスのテーマで仕込むと、仕込みには従順な脳だから、悩みを増幅してしまう、ということなのだ。

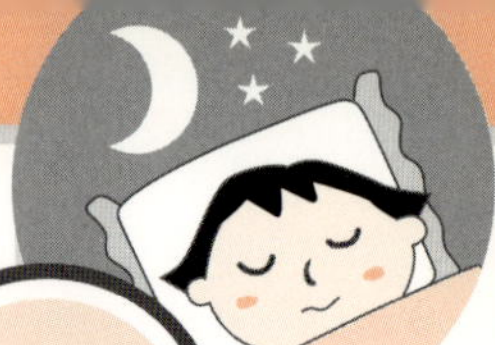

16 仕事で疲れる人が、釣りで疲れないのはなぜ?

「楽しいこと」を仕込めば、楽しさを増幅する脳

仕事では、よく「ああ疲れた」と周囲に漏らす人が、好きな釣りやゴルフとなると、まだ東の空が暗いうちの早起きもいとわず出かける、というような例は多い。

わたしもそういう一人で、長く続けたクレー射撃では、出かける前の晩は、銃の手入れが楽しいし、仕事で出かけるとき以上に、ルンルン気分で射場に出かけたものだ。

なぜ、好きなことをやるときは、こんなにも疲れを感じないものなのか。

それは、前にも述べたように、「自分は、とても好きなこと、すごく楽しいことをやるんだ」という、自分が積極的に関心を寄せるメッセージを、脳に仕込んでいるからだ。

すると脳は、その仕込み(メッセージ)を受けとめて、さらにつぎからつぎへと楽しいことを連想し、ますます疲労感を追い払うのである。

楽しいことや気持ちのいいことをやるときは、人間だれでも快感神経のツボが刺激される。この神経を脳科学の分野では、A10神経(エイテン神経)と呼ぶ。

この快感神経が、周辺組織との連係プレーで、ますます楽しいことを連想してくれるから、疲れを感じるヒマがない、ということだ。

おいしいものを食べるときの女性が、よくいうではないか。

「ああ、おいしい!　しあわせぇ。生きててよかった……」

これも快感神経がいわせるセリフなのだ。

ではもう少し、快感神経のことを説明しよう。刺激を受けたA10神経は、ドーパミンというホルモンの一種の、神経伝導物質を盛んに出すようになる。

このドーパミンが、一四〇億はあるといわれる脳細胞のうち、快感神経に関係する脳細胞を、パッパッパとつないで脳のネットワークをつくってしまう。

車のスパークプラグのスキ間を、パッパッと稲妻が走るようにして電流が流れるが、あれだと思えばいい。だから快感神経は、ますます快感を増幅するのである。

つらい仕事の向こうに、楽しみを仕掛けておく

わたしは長年つきあっている人から、よくいわれる。

「よく遊びながら仕事をし、よく仕事しながら遊んでいますね」

この指摘、あたっているとわれながら思う。仕事は楽しいほうがいいに決まってい

る。しかし現実には、つらい仕事のときもあるが、そのつらい仕事も楽しくするコツをいつの間にか自分のものにしてしまった、と自分では思っている。

その方法とは、仕事の予定より先に、観光旅行などの予定を決めてしまうことだ。

すると、どういう結果になるのか。

「若いときと違うから、この日の夜に東北のA社から帰宅し、翌朝に九州のB社に出かけるのはつらい。その間に、自宅で片づけなきゃならない執筆もある。若いときならいざしらず、体力も若いときより落ちた。この予定消化はつらいなあ……」

正直いって、こういう思いにかられることは、毎年何回かある。

しかし、手帳をよく見ているうちに、「おや、九州から戻ると、○日には家族と黒部に旅行だ。トロッコ電車も楽しめるんだ。夜は宇奈月温泉だ。そうだったんだ……」

忘れてはいても、だんどりだけはつけてある仕事抜きの温泉旅行。

こういう楽しみプランが、つらい仕事の向こうに見えていると、俄然、元気モリモリという単純なところがわたしにはある。

だから、寝る前の脳にインプットするテーマにも、「九州に着いたら、宇奈月温泉の○○旅館にも、確認の電話を入れておかなくちゃ」というようなことも加わるのである。

するといつの間にか、またまた張り切って出発、ということになるのである。

ついでに紹介すると、わたしは出張先では、すべてホテルを利用する。ホテル利用が多いから、ホテルに関する本も何冊か出版している。

だから私的な温泉旅行などでは必ず、逆に座敷にふとんで寝られる旅館にする。ベッドはお断り、というのがわたしの流儀だ。

こうすることにより、ドーパミンをたくさん出せるし、「つらい仕事も楽しくできる」というのが、フタミ式仕事を楽しむ法である。

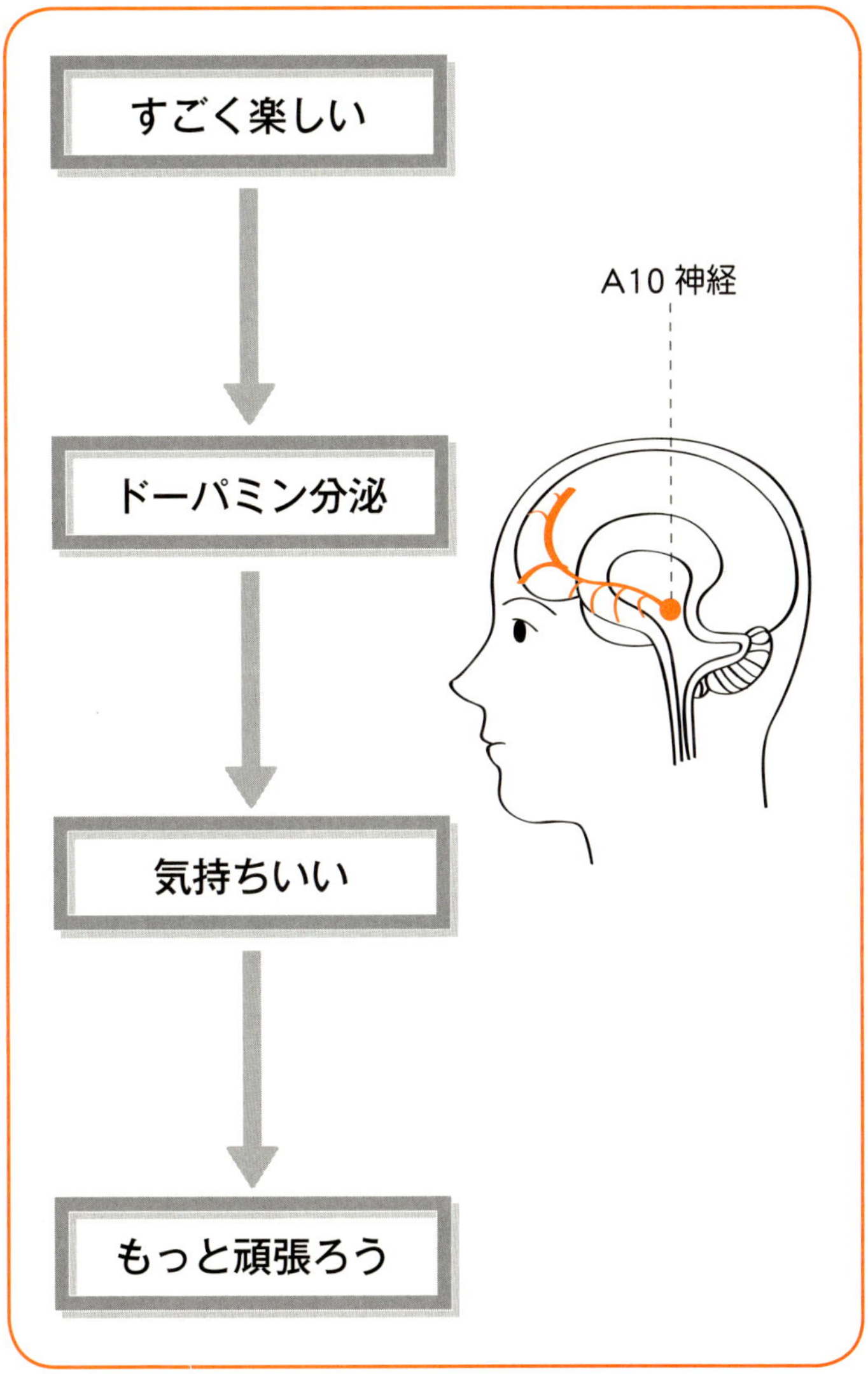

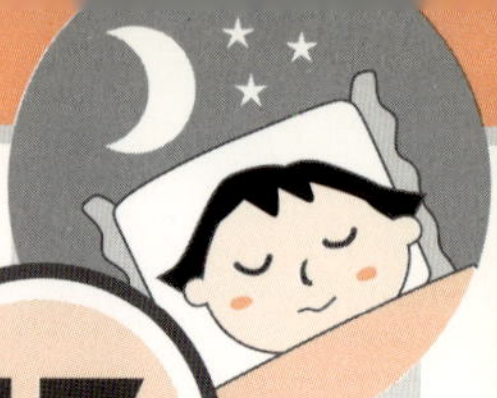

17 〝ホワイトアウト〟を追放せよ

脳は漠然としたテーマを与えられるとオロオロする

激しい雪は降りやまず、周りは天地の境界も定かではない白一色の銀世界。

わたしは以前、新潟県下の生保会社の営業所を訪ねたときに、こんな経験をした。車で会社の人たちと一緒だったが、三〇分ほど動けずにじっとしていたものだ。

〝ホワイトアウト〟とは元々、こういう現象のことをいう。

転じて、「抱えている問題に対して、右も左も、進むか退《ひ》くかも絞り込めず、ただ漠然とことに向きあっている」という様子をいう。

仕事はもちろん私的な問題でも、物事の処理の仕方のうまい人は、軽重緩急《けいちょうかんきゅう》の手順が的確なものだ。英語では、「プライオリティ（優先順位）が的確だ」などという。

軽微な問題、重要な問題、あとまわしにしていい問題、急ぐべき問題。

こういう着眼で問題を掘り下げ、優先順位を決め、意思決定する人は、ホワイトアウトに行く手をさえぎられることはない。

ところが、どうもこういうことが苦手というか、思考訓練を積んでいないからか、「問題を具体的に絞り込む」というのが苦手な人がいる。これは困ったものだ。

何が困るかというと、脳に何か仕込もうと思っても、仕込みようがないからだ。

脳は、漠然としたテーマを与えられると、困惑してオロオロする。

それでは、ホワイトアウト型の人は、どうすればいいのだろうか。

目標を絞り込めば、脳も働きやすい

どこの家庭にもあることだと思うが、増えすぎた家財道具類やもちものを、捨てるかとっておくか迷うことがある。

しかし、わたしはほとんど迷うことはないのである。

その判断基準は、「今後一年間に、使うか使わないか」である。「どう考えても、使うことはない」と判断した場合は、惜しげもなく捨てることができる。

一年間という意味は、必ず四季が訪れるということだ。春にも使わず夏にも使わない。秋が訪れても使うことはなく、寒い冬でも使うことはない。

こうなったら間違いなく、この先もずっと使うことはないのだ。この判断基準で、失敗したことはほとんどない。

もちろん、テレビの〝お宝鑑定団〟に出したら、多少の価値のありそうな物は対象外だ。

この例でもわかるように、問題を絞り込

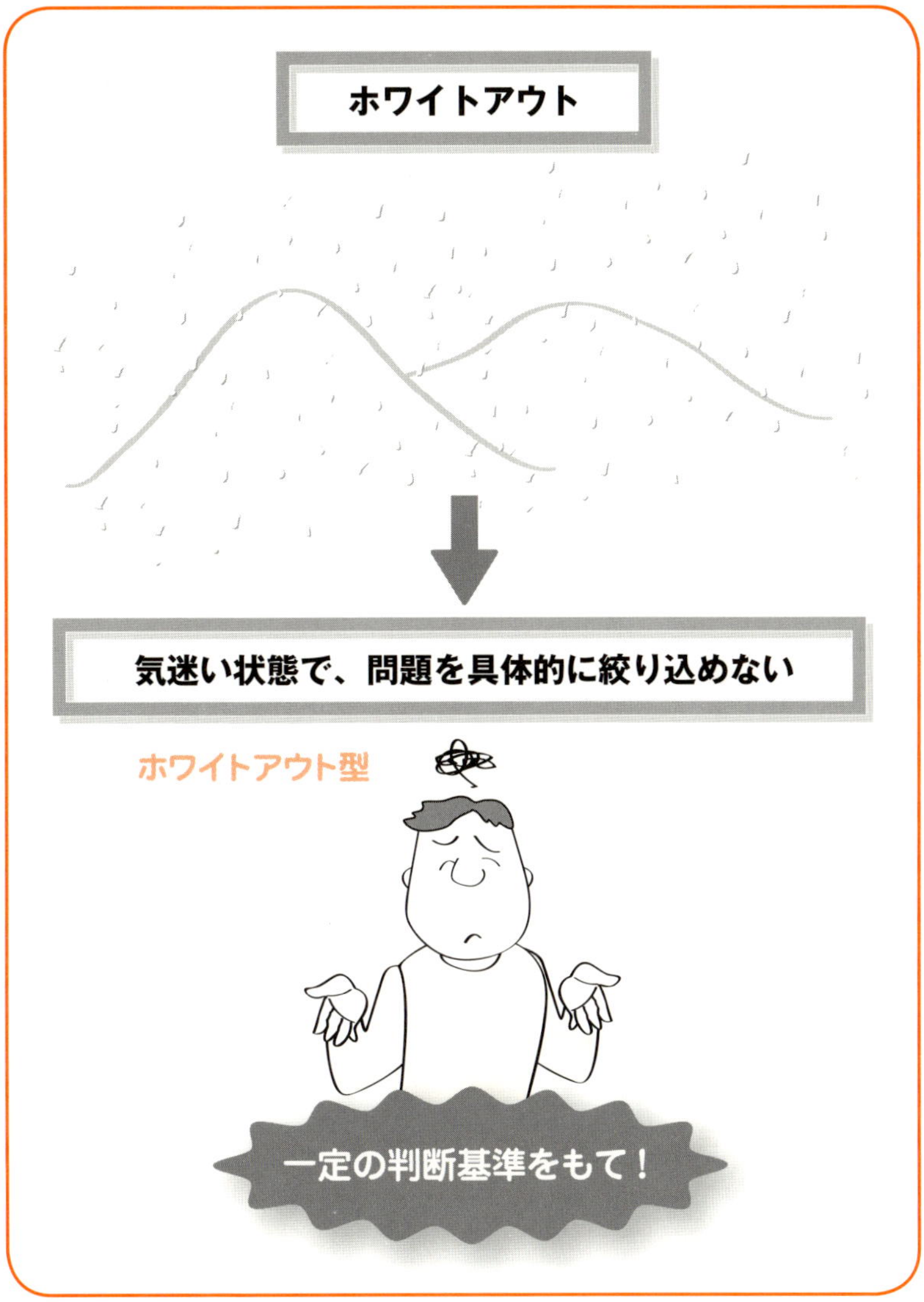
ホワイトアウト
気迷い状態で、問題を具体的に絞り込めない
ホワイトアウト型
一定の判断基準をもて！

むとは、一定の判断基準をもつということである。

ある若者がわたしに手紙をくれた。身の上相談があるという。

わたしを訪れた若者は、資格取得を目指してはいたが、司法書士、宅建（宅地建物取引主任）、行政書士、社労士（社会保険労務士）のどれにしようか迷っていた。

絞り込みができないから、関心が散ったままで、まるで勉強は進んでいない。的が絞れていないのだから、勉強が進むわけがない。

彼に念のため聞いてみると、いずれは自営を考えているという。

そこでわたしは、つぎのような話をした。彼の判断基準のヒントを出したのだ。

①事業所なら大小にかかわらず、必ず義務を負うのが、社会保険への加入だ。
②だから、事業所を相手にするビジネスチャンスにいちばん恵まれるのは、社労士だ。
③ほかの資格のビジネスチャンスは、社労士よりぐんと減る。
④しかし当然ながら、競争は厳しくなる。その自覚はしておくこと。

その結果、彼は社労士に絞るという。一年半ほどして、彼から嬉しい合格の知らせをもらった。

そして彼は、こんなことも書き添えていた。「絞り込みと、寝る前の脳への仕込み。これがよかったようです」と。

ホワイトアウト状態とは、気迷い状態。気迷い状態とは、漠然とした精神状態。だから絞り込みもできない。これでは、脳だって焦点の絞り込みようがない。

脳の機能を効率よく引き出すために、ホワイトアウトはぜひ追放すべきである。

18 羽生善治名人が証明した、右脳の柔軟性

詰め将棋の難問を二〇分で解いた脳の働き

右脳とか左脳型人間ということを、見たり聞いたりした人は多いだろう。多くの場合、もっと右脳を磨けとか、右脳型に成功者が多いという趣旨が多いと思う。

医療ライターの橋本淳司さんが紹介している、将棋の羽生《はぶ》善治《よしはる》名人（当時）の右脳のことを、抜粋して紹介しよう。

ある日、日本医科大学で、羽生さんが詰め将棋を解くとき、脳のどの部分が働いているかを調べたという。

電極を頭のあちこちにとりつけての検査である。

詰め将棋の問題は、五三手詰めという難問だ。アマチュアの場合、相当な高段者でも解くまでに数日はかかるという問題だったそうだ。

脳の部位

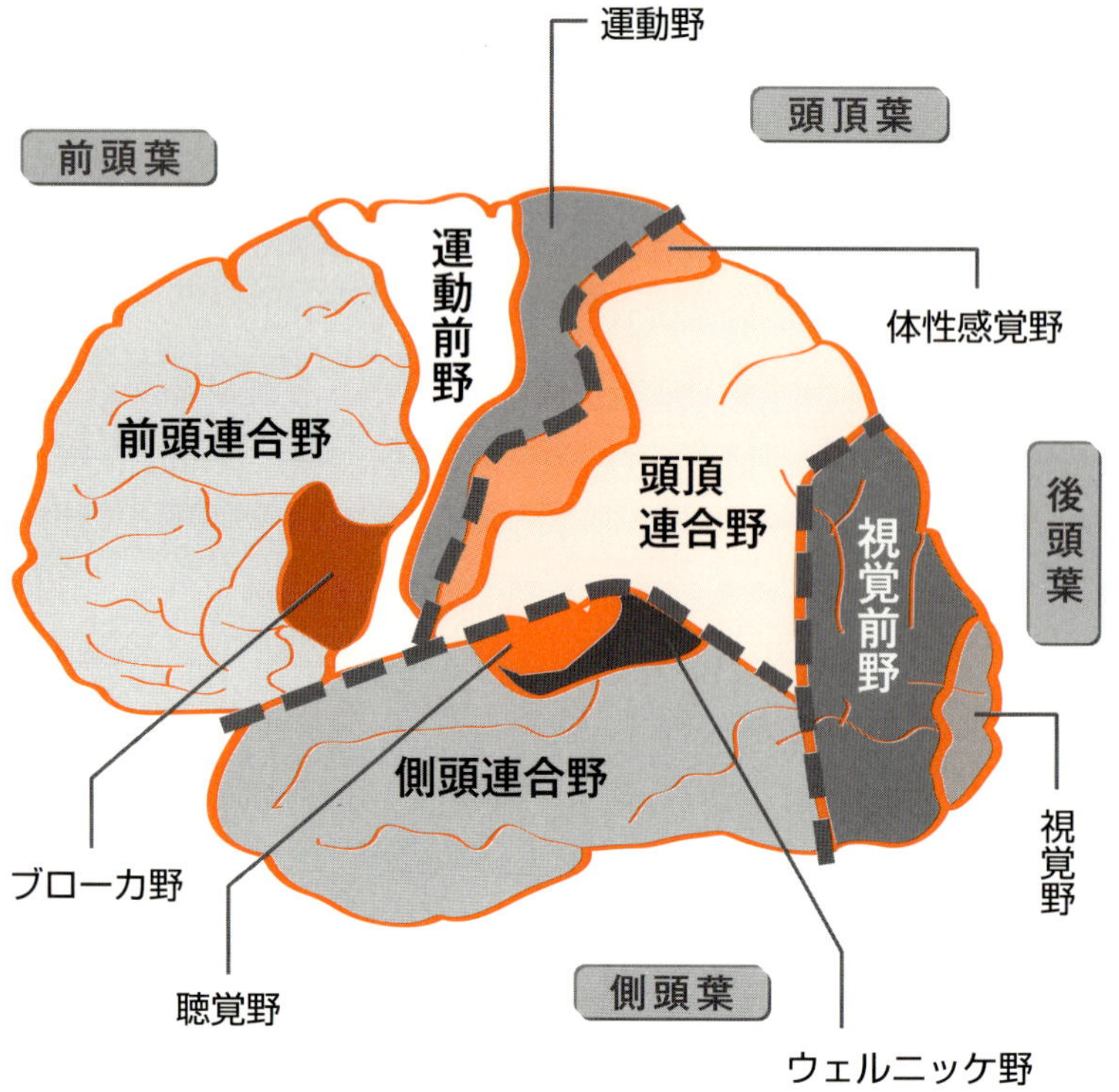

ところが羽生さんは、なんとわずか二〇分で解いたという。

左脳が動いたのは〝わずか五分あまり〟

では、その間の脳の働きはどんなふうだったのか。

①最初の三分間は脳の部位では、俗にいう〝感覚野〟が動いていた。盤面全体の情報を脳がとらえていた時間といわれている。

②この三分を過ぎるころから、右脳が活発に動き出した。どんな手を打つか、どんな手筋が有利か読み始めたときといわれている。これが、約五分間続いた。

③つぎの一分間は、論理に強い左脳が活発に動いた。あとで羽生さんに聞いてみたら、「たぶん、読み違いに気づいたときでしょう」ということだった。

④しかしこの状態は短時間で元に戻り、再び感覚野が動き始めた。

⑤そして右脳が活発に動き始め、読みに没頭する状態がしばらく続いた。

⑥最後の三分間で、ようやく左脳が動き出し、「詰みました」と羽生さんは告げた。

なんと、勝負した二〇分間のうち左脳が動いたのは、〝わずか五分あまり〟だったという。

あらためて驚かされるではないか。

羽生名人の脳の働き

1. 感覚野が動き、盤面全体の情報をとらえる　3分
2. 右脳が活発に動き出す　5分
3. 左脳が活発に動く（読み違いに気づく）　1分
4. 再び感覚野が動き始める
5. 右脳が活発に動き、読みに没頭

（4・5）8分

6. 左脳が動き出し、「詰みました」と告げる　3分

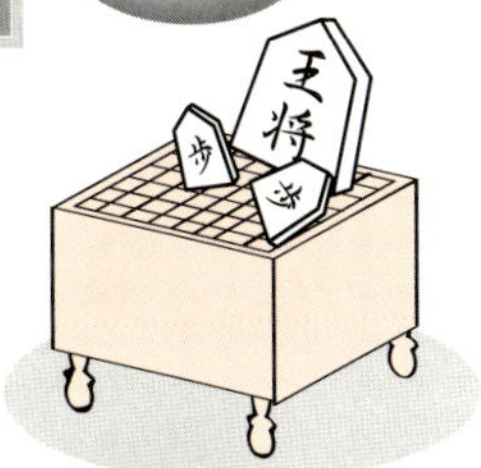

19 〝右脳〟には、時流適応の柔軟性が詰まっている

左脳が活発がいいか、右脳が活発がいいか

さて右脳と左脳のことだが、人間の脳は大きく右半球と左半球に分かれている。

この二つの脳は、役割りが違っている。左脳は計算や論理的な働きが得意だ。

その反対に右脳は、音楽や芸術を楽しんだり、左脳の論理的な働きに対して、情緒的とか感性の敏感さに特徴がある。カンがいい人、というのは右脳が光っているのだ。

左脳が活発がいいか、右脳がよく動くほうがいいか。

本書の読者には、自分自身を磨きたいという思いの強い人が多いのではないかと思う。組織にもたれたり、組織のマニュアルという鋳型にはまった〝タイ焼き人間〟ではないだろう。

もしそうなら、右脳を強化するほうがい

右脳と左脳

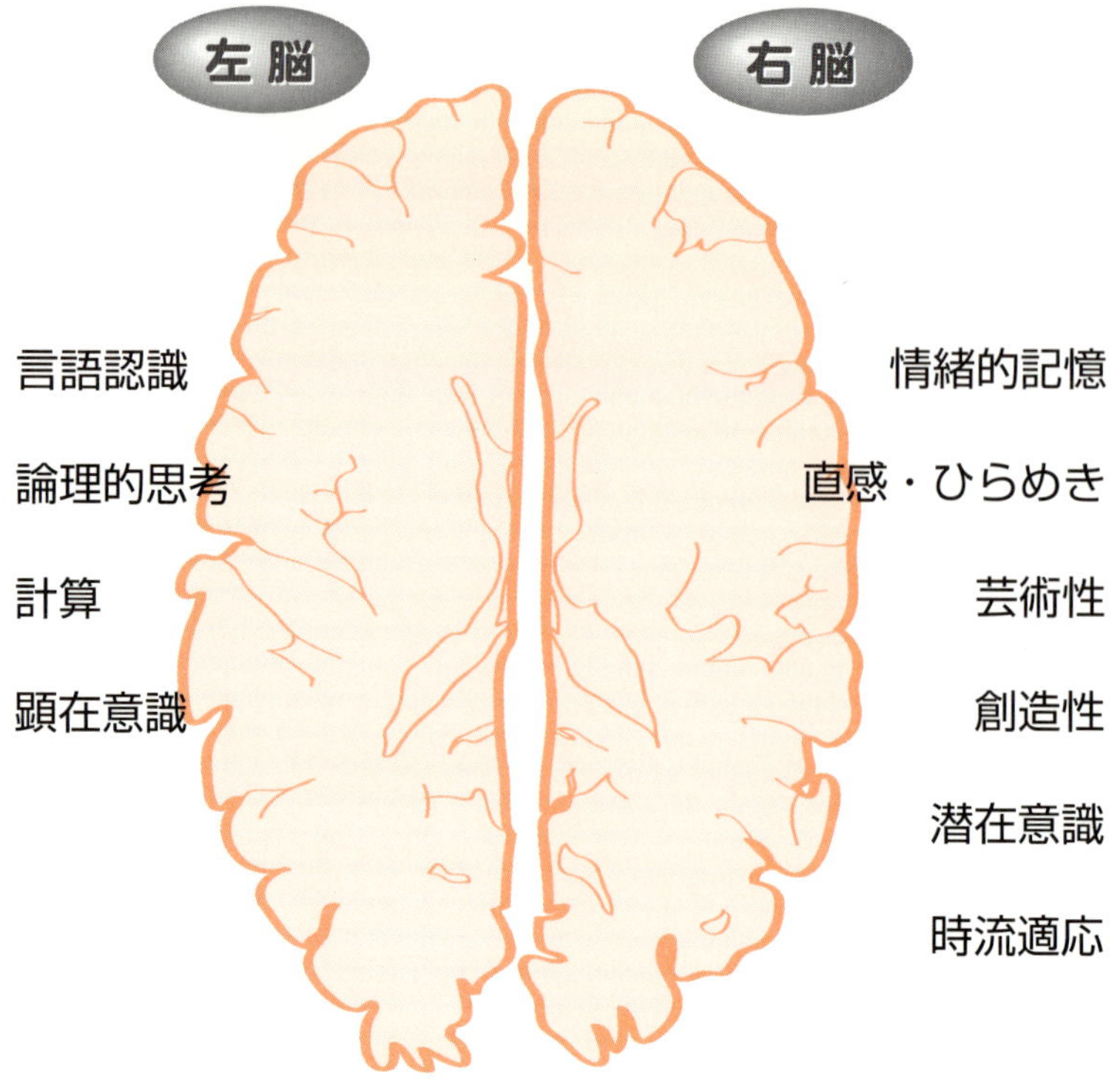

い。

私事で恐縮だが、前にも紹介した、「コメ粒で新幹線模型を作ろう」とわたしがいい出したとき、周りに賛成者は一人もいなかった。こういう人たちの多くは、きっと左脳型の人たちではなかったかと思う。

なぜかというと、わたしの案に賛成しなかったからではない。

ほとんどの人が、自由販売はダメという、新規参入のないコメ販売の免許（配給）時代を、長く経験した人たちだったからだと思う。

要するにいままでは、新規に参入してくるライバルがいないわけだから、役人同様に、経営の危機を感じて勉強する必要もなければ、創意工夫をする必要もない。

発想は過去の鋳型にはまったまま。こういうタイプは、「間違いなく左脳型」というのが、現在の学説とも一致する。

頭の悪い役人は左脳型？

たとえば、クロネコヤマトの「宅急便」を、周りは反対派ばかりという四面楚歌の中で開発した当時の社長、小倉昌男さん。これほどの人徳者が、自著の『小倉昌男・経営学』（日経BP社）の中で、こんな指摘をしている。

「規制行政がすでに、時代遅れになっていることすら認識できない運輸省（当時）の役人の頭の悪さには、あきれるばかりであったが……」

こういう役人は間違いなく左脳型人間の代表格、と思っていいのではないか。そして残念ながら、大企業に勤める人にも、会社が定めたマニュアルや方針という鋳型にはまり、知らず知らず左脳型人間として、自己拡張をしていく人が少なくない。

では、右脳を強くする方法はあるのだろうか。それは、パート4でくわしく書くことにしよう。

一般には、左脳偏向型の人はカンの働きが弱く、発想が固い。右脳型の人は時流の変化に柔軟に適応でき、創造的である。

右脳の開発は、創造性の開発、時流適応能力の開発でもある。これからの時代を、力強く生き抜く大事な能力であり、重要な時流適応力だと思われる。

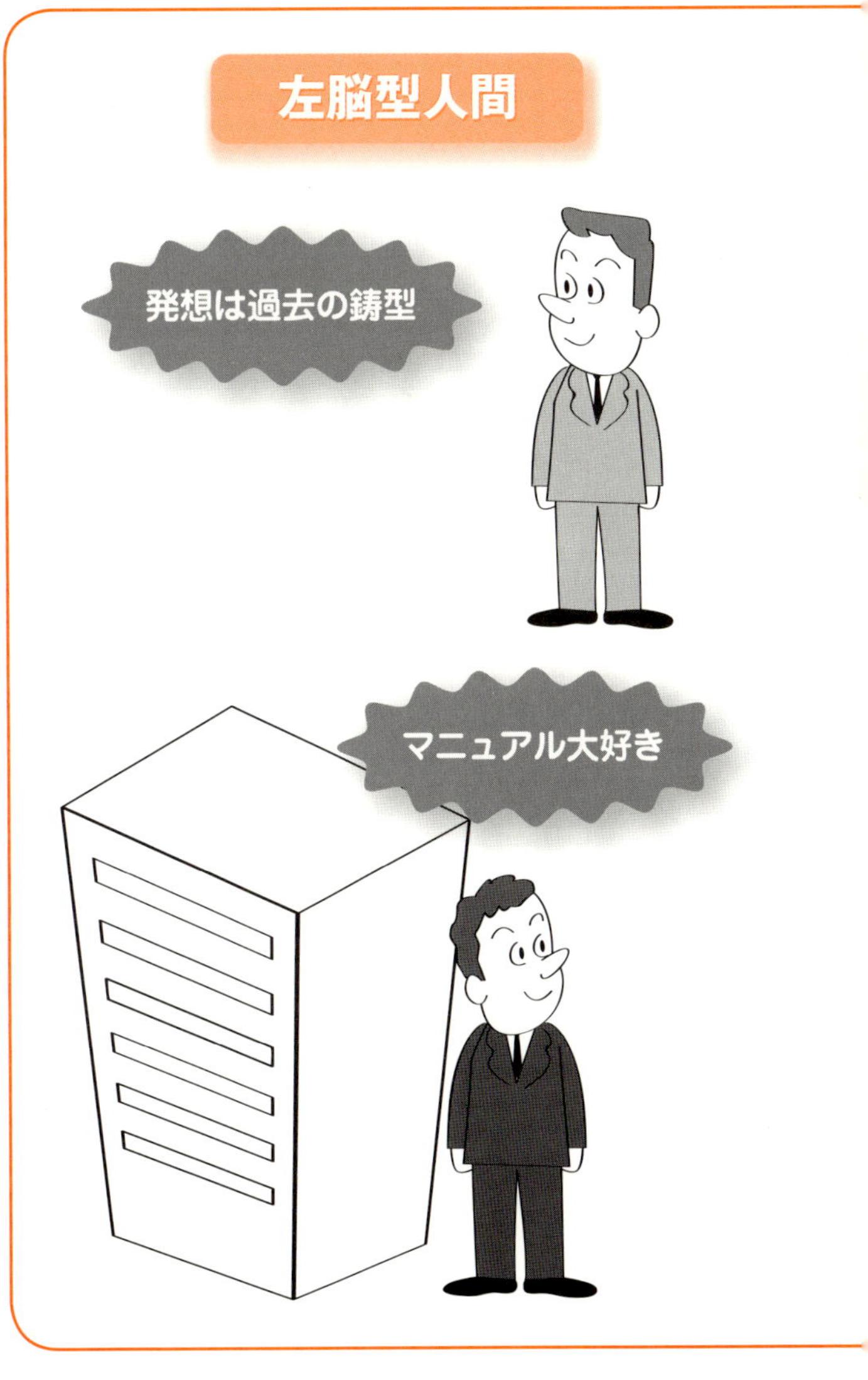
左脳型人間
発想は過去の鋳型
マニュアル大好き

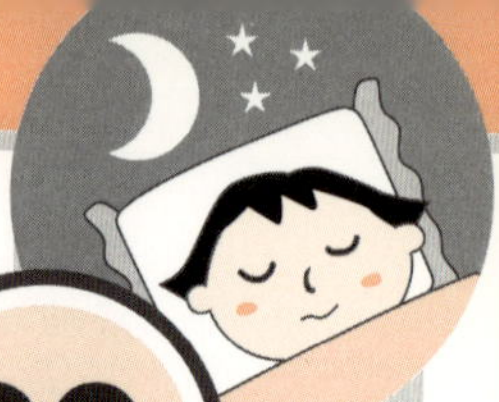

20 ミシンの針も、発酵した脳からの贈りものだ

エリアス・ハウが見た怖い夢

わたしが国民学校（戦時中の小学校の呼称）の生徒の頃、長姉は勤労学生として、縫製工場に通っていた。その姉が、縫製に欠かせぬミシンの話をしていたのを覚えている。

その姉が、「シンガーミシンはすごい……」ということを、しばしば話していた。

そのシンガーというミシンが、外国のものという程度は幼いわたしにも察せられたが、それ以上のくわしいことは何も知らないままだった。

そのシンガーミシンは、アイザック・M・シンガー（一八一一〜一八七五）が創立したものだが、じつはシンガーは、ミシンの針に関しては、特許使用料を、エリアス・ハウ（一八一九〜一八六七）という人物に払い続けた。もちろんハウが、特許の権利者だったからだ。

そのエリアス・ハウについて、もう少し掘り下げて紹介しよう。

ハウは少年時代に、機械工として働いていたが、ある日どこかの偉い人たちが、「衣類を縫う機械を発明したら、大ヒット間違いなし」という話をしていたのを小耳に挟んだのだった。

貧乏な家庭のハウは、この偉いさんたちの話を聞いた夜、「よ〜し、おれが開発してやろうじゃないか」と、強い意欲を燃えたぎらせたのだった。

とはいっても、そう簡単にはいかない。いろいろ考えた結果、ハウの思いは絞り込まれた。

「いちばん肝心な個所は、針だ。二重縫いできるかどうかが、成否のポイントだ」

大難関にぶつかってしまった。

ハウは毎日毎夜、「針と糸を、どうやって同時に動かし、縫えるようにするか？」ということを考え続け、寝る前の脳に仕込んでは眠りにつく、という毎日を続けたのだった。

そうしたある夜、ハウは自分が殺されそうになる怖い夢を見たという。

自分を殺そうとした槍にヒントを得た

ハウは、見知らぬ島で武器をもった原住民たちに取り囲まれ、とうとう捕まってしまった。そして木に縛りつけられ、死刑にされることになった。槍で刺し殺す、というのである。

ついに最期のときは訪れた。槍がハウ目がけて伸びてきたのである。ああ……。

ここで目が覚めたハウだったが、「ああ、夢でよかった」と、ホッとする間もなく、

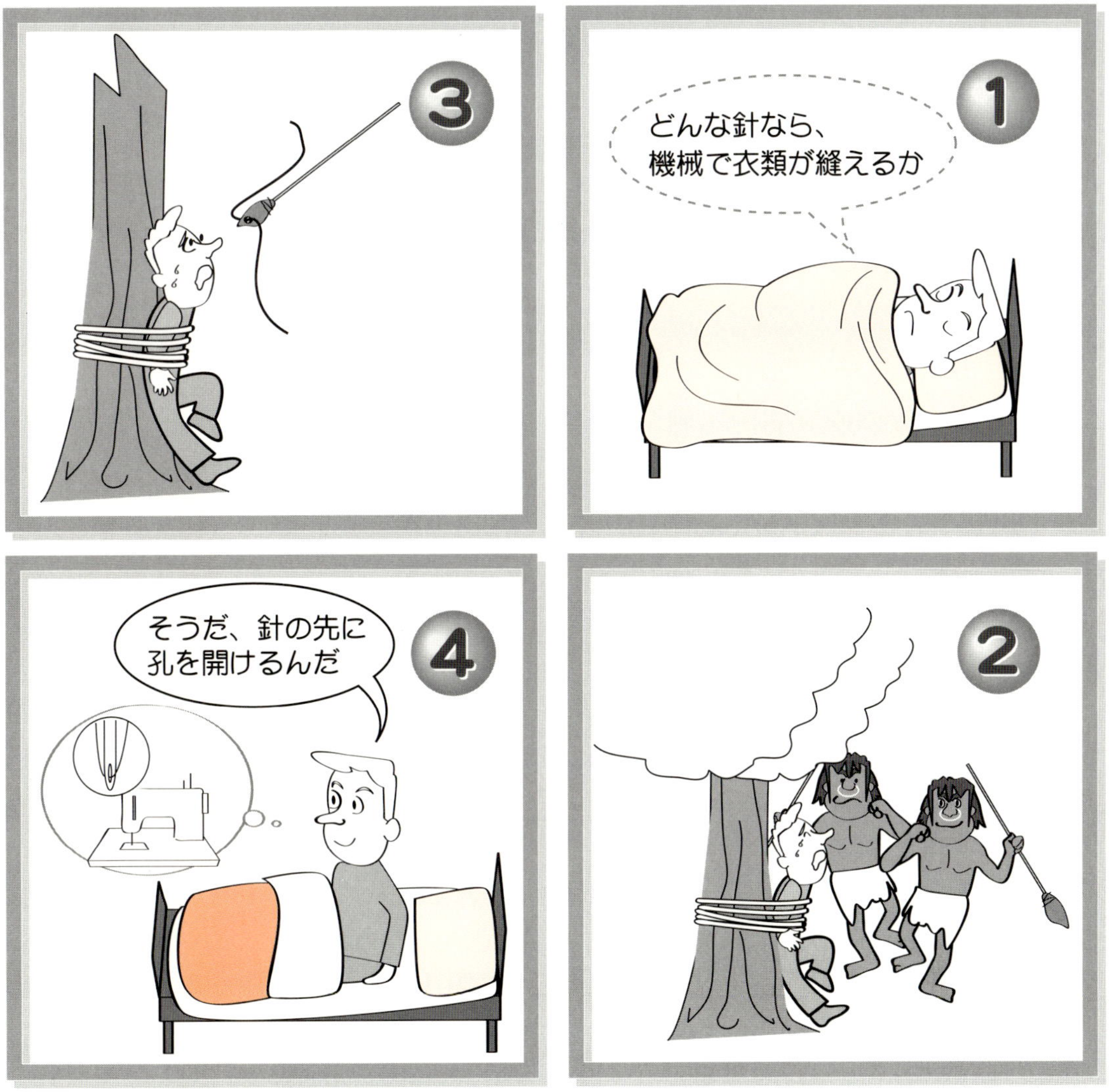
1
どんな針なら、
機械で衣類が縫えるか
2
3
4
そうだ、針の先に
孔を開けるんだ

夢の中で、自分を目がけて伸びてきた槍のことを思い出した。

というのも、その槍の先端には孔が開けられ、紐が通してあったからだ。槍の先っぽに紐……。そうだ、針の先に孔を開けるんだ。

もうお察しのとおり、この夢が具体的なヒントになり、ハウは現在使用されているミシン針を考案したのである。

ハウが毎日のように、「どんな針なら、衣類を機械で縫えるか？」という宿題を、寝る前の脳に仕込んだ結果、その前向きな意欲に、脳が強力なサポーターとして応えたのであろう。

脳は、積極的な人間に積極的に応え、開発的な姿勢には開発的に応えるのである。

なお、ハウが特許を得たときに、すでにシンガーはミシンを作っていたが、使っていた孔の開いた針は、ハウの特許を侵害するものだった。

ハウは裁判に訴えた結果、シンガーはハウに、毎年二〇万ドル（当時）を支払うという和解案で、円満に解決したのだった。

寝る前の脳にポジティブな意欲を仕込み、発酵した脳からの贈りもので、ミシン業界は大きく飛躍し、世界の縫製作業をも大きく変えた、というわけだ。

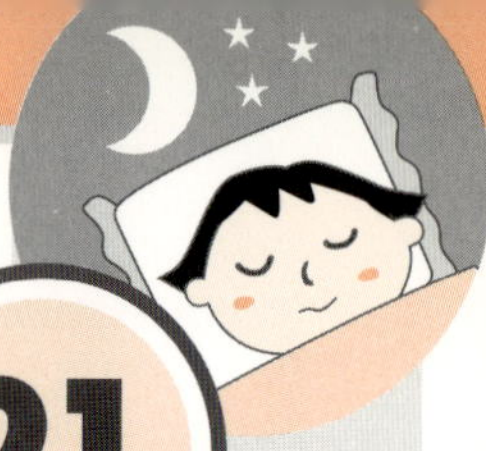

21 音楽を聞きながら原稿を書く、わたしの〝もの書き法〟

音楽を聞きながらでも原稿は書ける

脳みそは左右に分かれている。わたしたちは右半球を右脳、左半球を左脳と呼んでいる。

どちらの脳も重要なのは当たり前だが、日本人の場合、どちらかというと理屈っぽい左脳が、右脳より発達しているといわれている。

四〇ページで将棋の羽生善治名人(当時)の脳の動きについて紹介したが、音楽脳とか情緒脳とも呼ばれる右脳の開発は、わたしにとってもずっと以前から大事なテーマだった。

わたしは、「もっと楽しく原稿を書ける方法はないものか?」ということを、寝る前に考えた。欲張りなわたしは、「書きながら、つぎからつぎへと創造的に書く内容が思いつく書き方はないものか?」とも考えたのである。

そこで、大好きな音楽を左耳で聞きながら書く、ということを始めた。

「ええ！ 音楽を聞きながら書けるの?」

このわたしの話を聞くや、こういって驚くやら、冗談かと思う人も多いが、それでも始めてからかれこれ一〇年以上になった。

さて、左耳で聞いた音楽は、右脳にストレートに入る。

脳神経は首付近で交差し、右脳は左半身を、左脳は右半身をコントロールしているのだ。

ところが原稿を書くときの主役は左脳だから、左耳を通して右脳に届く音楽は、もの書きという作業を邪魔することはない。

現にこの原稿も、大好きなポール・モーリアの『恋は水色』を聞きながら書いている。

ときにはノクターン(夜奏曲)も合うようだ。カシャカシャという音が破裂するようなニューミュージックなど、もちろん対象外である。

右脳と左脳は、脳梁《のうりょう》と呼ばれる一種の連絡橋で結ばれ、左右の脳同士の情報交流はあるが、大部分の音楽情報は右脳に残るものだ。少なくともわたしはそうだと自覚している。

だから、「音楽を聞きながら、よく原稿がまとまりますね」と、案じてくれる人もいるが、音楽が思考力を邪魔することはない。それどころか、左脳の考え疲れを、一方の右脳が音楽で解きほぐしてくれるから、書くのがイヤになって……ということはない。

ハンドグリッパーで脳を鍛える

それどころか、長時間でも疲れないもの

だから、腰痛になってはいけないと思い、だいたい二時間に一回は執筆を中断し、体操をすることにしている。

その体操についても、ついでに紹介しておこう。

体操は二種類やっている。もちろん右脳を育てることを考えた体操である。

体操の一つは、休憩中にやる。用具は一つ五キロのダンベルを利用する。両手にもつと一〇キロになる。腰痛を防ぐようにいろいろと工夫して振り回している。

左手にもったダンベルは、右手より大きく振り回す。右脳の血流を盛んにするためだ。

若い頃わたしは、陸上自衛隊の体育学校にもいた関係で、どこを強くするにはどんな筋肉を動かせばいいか、という程度はわかる。

二つめの体操、じつは体操というほどのものではないが、わたしはいつも椅子の左ひじ掛けに、握力を強くするハンドグリッパーを引っ掛けている。

これを左手にとり、執筆しながらギュッギュッと握るのだ。

左手のギュッギュッは、じつは右脳の血流を盛んにするのである。血流が盛んになることは、右脳の活動エネルギーを活性化し、思考力を高めるからだ。

この方法も、すでに一〇年以上も続けているが、習い性となっているようだ。

なお、急ぎの月刊誌の原稿を書くときなどは、ペレスプラード楽団のセレソローサのような、やや躍動的な音楽を聞くようにしている。

長い間には、自分の右脳開発に役立つ音楽は何かということもおのずとわかってくるものだ。

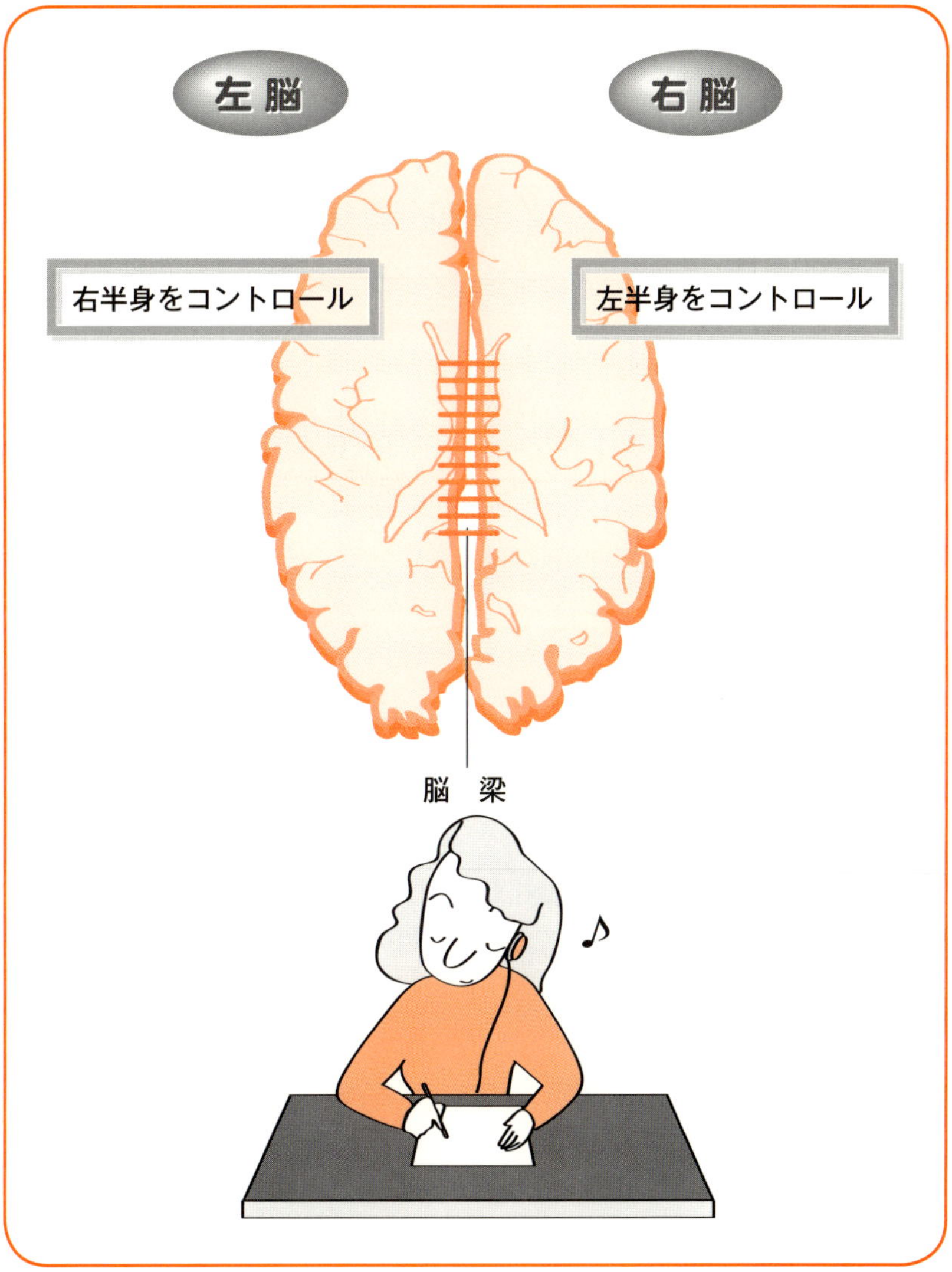

22 歩け歩けで、脳の〝血液と酸素〟は流れがよくなる

七八歳でサーフィンに興じた女流作家

からだ全体の血管は、当たり前だが、全身つながっている。

だから、たとえば足先だけ温浴したら、足先だけ血のめぐりがよくなるかというと、そうではない。からだ全体の血の巡りもよくなるのである。

そこで、「よく歩く」ということが、脳を鍛えたり、活性化させるためには、重要な条件になる。歩くという狭い概念でなく、「全身で動く」ということでもいい。

たとえば女流作家の田中澄江さんは、二〇〇〇年に九二歳で亡くなるまで、山登りをはじめ、とにかく活発に、全国を股にかけ行動した人である。

その田中さんが、自著に書いている（『人は年をとるほど若くなる』幻冬舎）。

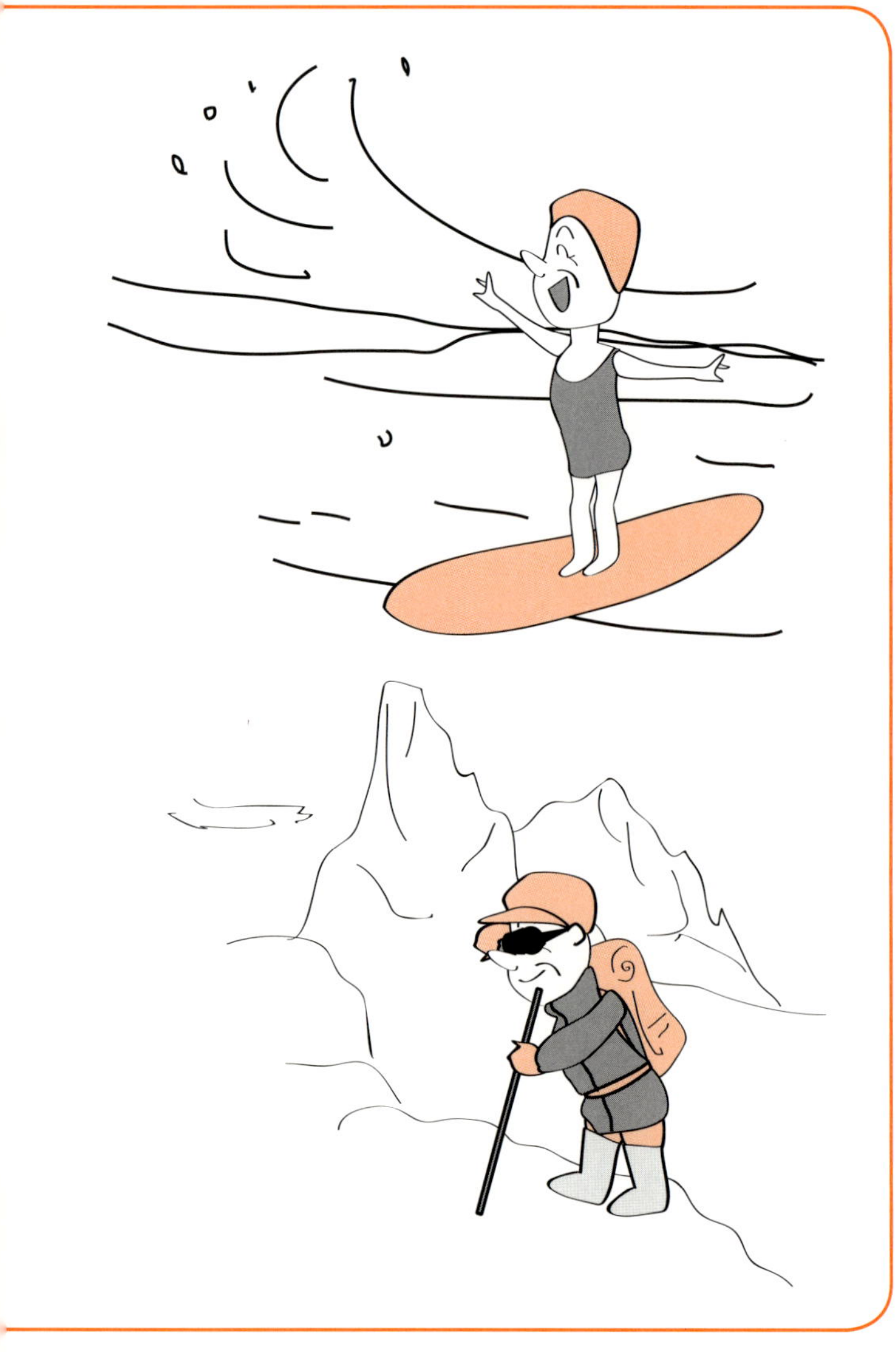

「わたし自身が自分に老いというような、体力的な衰えを感じたのは、七十代に入ってからであったが、しかしわたしは、七十代から八十代前半にかけて、三〇〇〇メートル前後の山々に登り、その時間が二十代の倍はかかるのを老いと思っていた。

七八歳ぐらいの頃は、海でサーフィンもやっていた。

記憶力の衰えというものは、ほとんどなかった。……」

散歩に手帳が欠かせないという哲学者

ドイツの哲学者ケーベルは、よく散歩をした。彼らしくこんなことを書き残している。

「なんといっても、散歩するときが、いちばん妙案が浮かぶものだ。だから散歩に欠かせぬものは手帳なんだ。もちろんメモするためだ」

田中澄江さんのことを思うと、七〇や八〇で、「ああ、おれも年をとったもんだ。よっこらしょっと……」といって、ヨタヨタできなくなる。

歩く（行動する）ということが、なぜ脳のためになるのかというと、歩くことで、そうでないときに比べ、心臓の動きも活発になる。つまり酸素を多く消費する。

ということは、脳にも新鮮な酸素を多く送り込むことになる。

前にも述べたように、脳には多くの血流と酸素が欠かせないのだ。

歩くと脳が活性化

足を伸ばしたり、縮めたりすることで、
下半身にたまった血液を心臓に押し返す

↓

歩いているうちに、頭がすっきりしてさわやかな気分になる

↓

大脳にたくさんの酸素が送りこまれる

↓

老化防止にもつながる

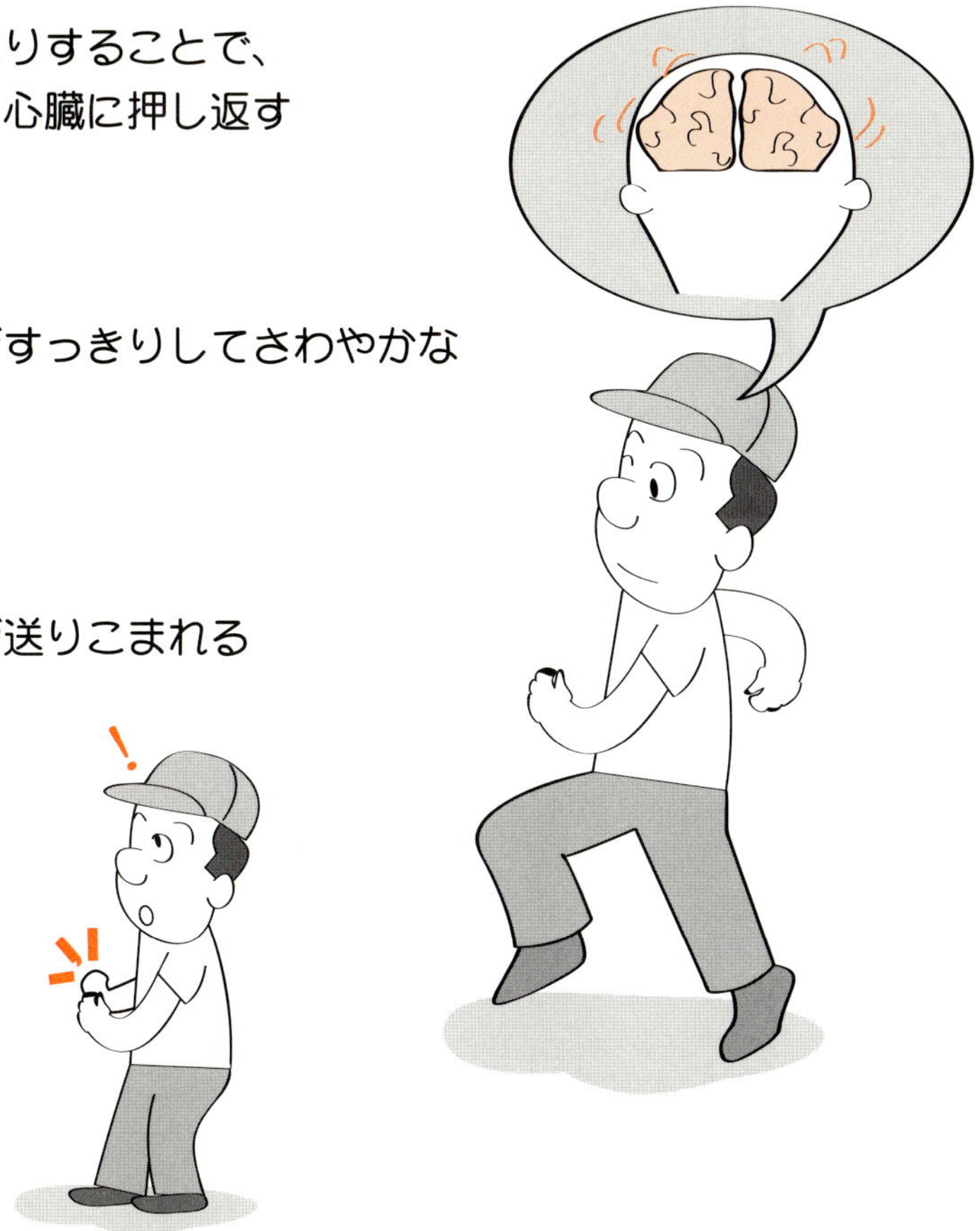

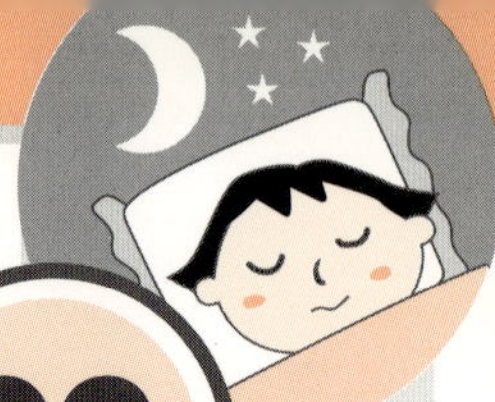

23 寝る前の脳は、幸福人生への入口だ

階段を昇るときは爪先で昇る

わたしは六〇歳の還暦に達したとき、それまでの五九年間で、やり残した大事なことは何か、と考えた。そして、いつも新幹線から眺める富士山に、まだ登っていないことに気づいた。

羽田で西行きの飛行機に乗るときは、「右席を」と指定するのも、空からの富士山の眺めを楽しむためだった。

「であるのに、まだ富士山にも登っていない。よし、還暦の記念に富士登山をやることにしよう」

こう思って、富士山に登ったのだ。

この延長線上にあるわたしの日常行動に、〝階段を上るときは爪先で上る〟ということがある。三〇代半ばからずっと続けている。

これは特に、両足のアキレス腱を丈夫にするためである。

お年寄りが歩くとき、多くは歩幅が短くなり、チョコチョコ歩きになる。地面を爪先で蹴る様子が見られない人がいる。あれこそアキレス腱の退化に起因するものである。

わたしはなぜか、三五歳で独立自営を決意したときから、「おれは、チョコチョコ歩きはしないぞ」と考えていた。だから、エレベーターやエスカレーターはできる限り利用しない。

なるべく階段を上る。それも爪先上りをずっと続けてきた。

わたしも田中澄江さんのように、七八歳でサーフィンをやれるか自信はない。しかし、記憶力の衰えはいっさいない。いろんなことを考えるのに疲れる、という自覚もない。

要するに、わたしの登山も階段上りも、そして爪先上りも、盛んな血流増加という手段で、わたしの脳みそにどんどんエネルギーを送り込む働きをしたから、わたしは元気なのだと思う。

「よし登山だ!」と決心したのも、寝る前の七分間で脳に仕込んだ

ここでつけ加えたいことは、富士登山に例をとると、視野や見聞も広がる。

たとえば、富士山に登山した人数は？という場合は、六合目を越えて登った人のことを指す。

五合目の駐車場に、なぜ大型観光バスが？と考えると、登山ツアーが増えた、というマーケティングの勉強にもなる。登山が仕事から離れた右脳の開発にも役立つのである。

そういえば、神経生理学者の久保田競先

生も、こう語っている。

「頭を活性化させるために、心臓血管系の働きを高めて、脳に血液、すなわち酸素が行き渡る必要がある。歩く機会が少なくなると、心臓から血液を送り出す能力が下がり、脳への酸素と栄養の補給も不足気味になる。

その結果、脳の働きも自然に衰えていくのである。

逆に足を使うことで、自然に心臓血管系の働きが高まるのである」

ところであなたは、不足なく歩いていますか。

わたしが、「よし登山だ！」と決心したのも、寝る前の七分間で脳に仕込んだ、自分への宿題がきっかけだった。

寝る前の脳は、強い幸福人生への入口でもあるようだ。

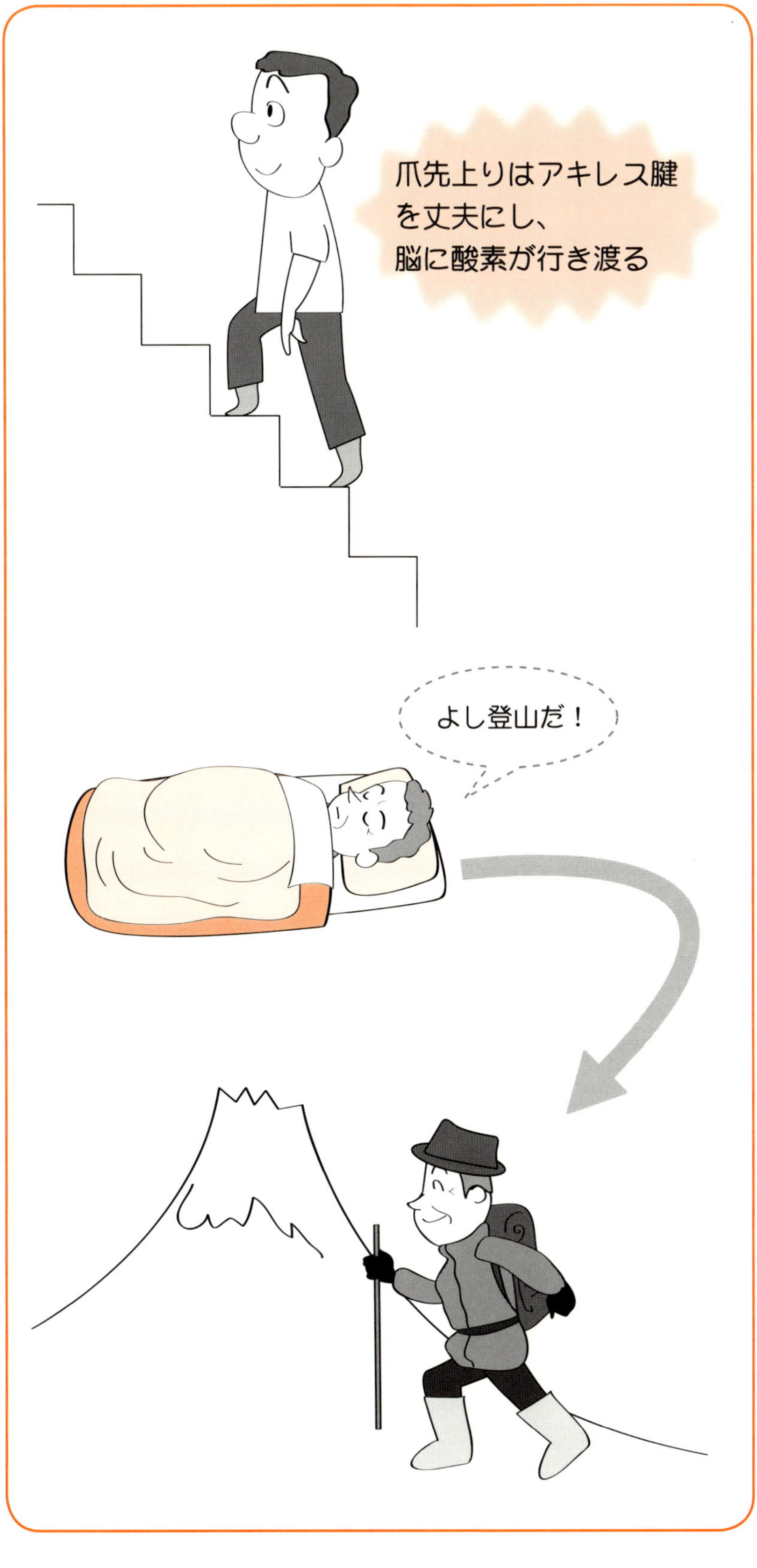
爪先上りはアキレス腱を丈夫にし、脳に酸素が行き渡る
よし登山だ！

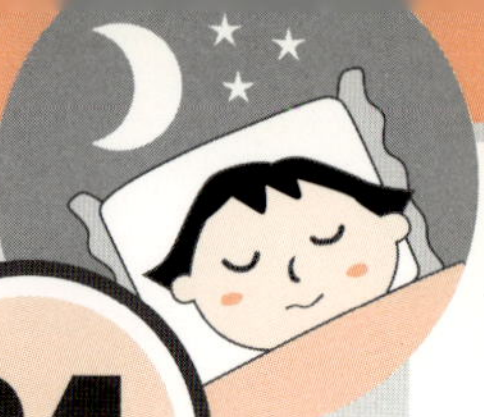

24 定型業務にはまるほど、右脳開発は遠くなる

定型業務は右脳開発を置き去りにする

俳優の児玉清さんは、あるテレビ番組のレギュラー司会者も務めている。

その児玉さんが最近、こんなおしゃべりをしていた。

「ぼくはいま、現在やっている仕事をとても喜んでいます。なんといっても、毎日のように、違う仕事、変化にあふれた仕事をすることができるからです……」

定型業務（ルーチン）をくり返しやる仕事でないから喜んでいる、ということなのだ。

わたしにはこの意味がとてもよく理解できる。あなたはどうだろうか。

定型業務は長期になるほど、発想は定型化し、創造性や柔軟性を奪い去る働きをする。例外処理能力もどんどん退化していく。もちろん右脳開発は置き去りだ。

いじめにも気づかない科目担当の先生

定型業務の最たるものは、たとえば科目担当の先生の仕事がある。

担当科目や、その関連知識をその先生から取り除くと、考え方が硬直的な先生が多い。

全員がこういう先生とはいわないが、もちろん発想は柔軟性に欠け、世間の常識といえそうなこともご存じない、あるいは感性が鈍い、ということが多いようだ。

たとえば、いじめが原因で、生徒が自殺に追い込まれる例は少なくない。

そういう事件が発生したとき、先生方のこんな声をよく聞いたものだ。

「いじめは当校では、ありませんでした……」

生徒たちの多くが、「いじめはあったんだよ！」と現実認識をしているにかかわらず、先生方は、ノーテンキにもこういう認識を示した例は多かった。

しかし先生方が、ウソをいっていたわけではあるまい。

担当科目という鋳型のような発想を、長年続けた結果、いじめという現象がはっきり形に現れない限り、「生徒の動向がおかしいぞ。もしや、いじめでもあるんじゃないか？」などと、察知するカンが働かなかったのではないか。状況対応力がひどく鈍化していたのだ。

科目担当の先生は毎年毎年同じことを教えるものだから、生徒指導の上で、特に何かを研究しなければ、という緊張感や切迫感を感じる必要は何もない。

定型業務にはまるほど、右脳開発は遠くなりにけり、ということがいえるのだ。

サラリーマンの多くも同じことだ。

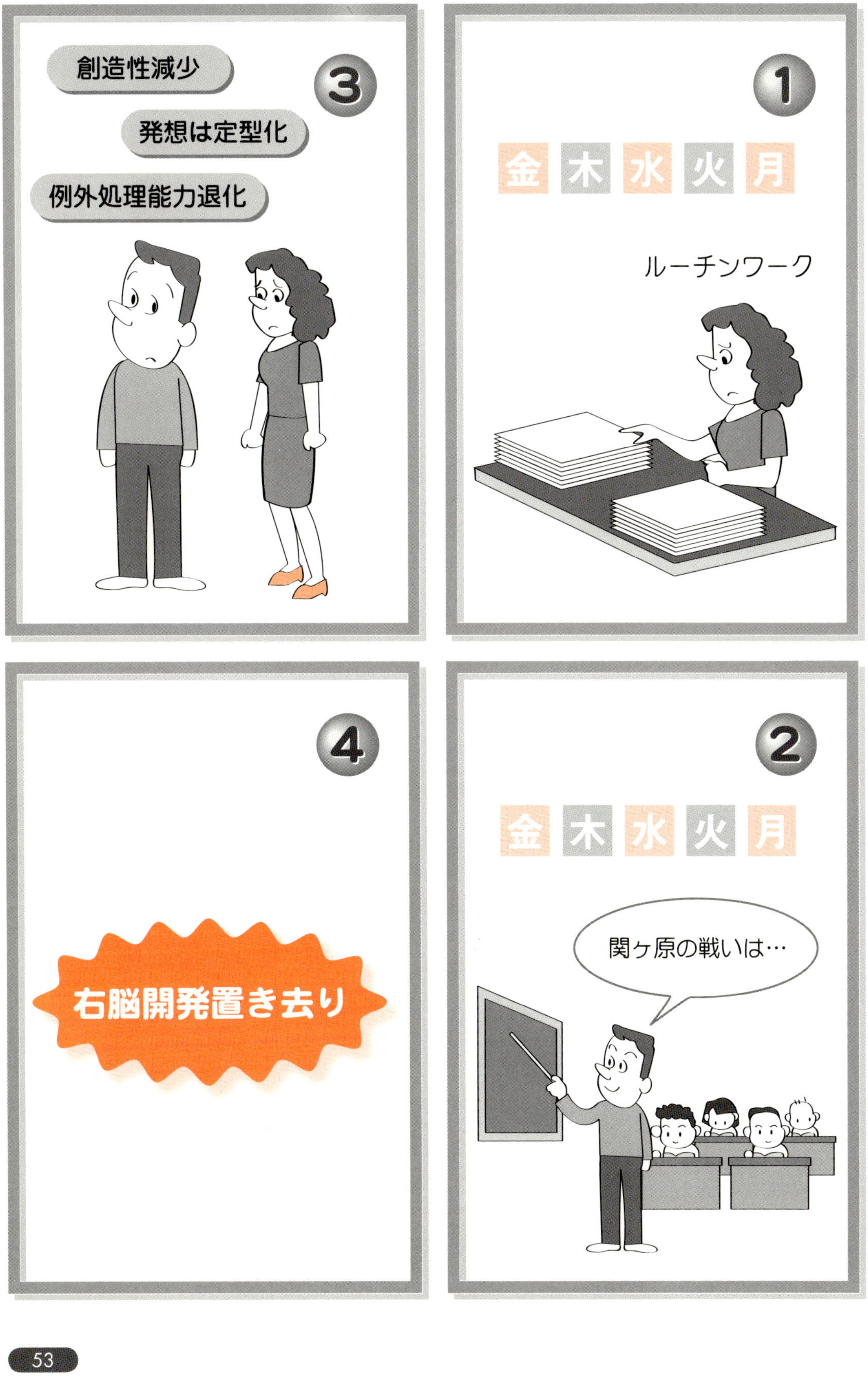
1
金
木
水
火
月
ルーチンワーク
2
金
木
水
火
月
関ヶ原の戦いは…
3
創造性減少
発想は定型化
例外処理能力退化
4
右脳開発置き去り

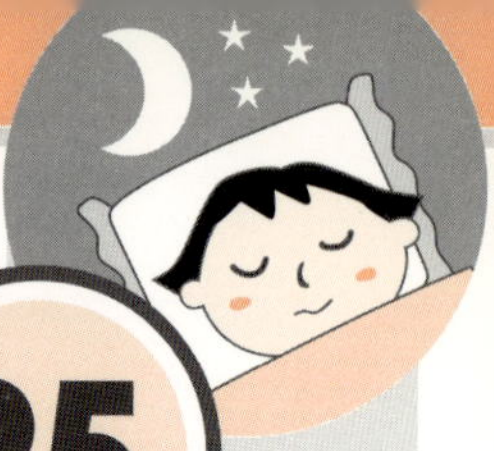

25 毎日違うことがやれるという幸せ

非日常的な行動に挑む

脳みそが、鋳型にはめ込まれたように定型化し、創造性や柔軟性、あるいは臨機応変の状況対応力が、ひどく鈍化するのは、サラリーマンの多くも同じことだ。

たとえば、「S不動産販売○○営業センター」という職場があったとする。

社員の電話応対を聞いていると、何十回も会話している客に対しても、いちいち「S不動産販売○○営業センターの鈴木です」と、型どおりのことをいうのである。

客によっては、こんなふうに思う人がいるのも当然だ。

「なぜいちいち同じことを長々とくり返すんだ。S不動産の鈴木です、といえば十分なのに、なぜ短縮会話もできないんだ？」

電話での会話ひとつをとってみても、いとも簡単にマニュアルという鋳型にはまり込むのだ。

もう一つ端的な例を紹介しよう。

ある会社の夜間会議の夜食用にと、使いの者がハンバーガーを買いに行った。飲みものもあわせて一五個を注文したら、相手はなんといったとお思いか。

「店内でお召し上がりですか、それともおもち帰りですか？」

いったいだれが一五人前も、店で食べるというのか。

聞くこと自体がナンセンスなのだが、いつもいつも接客マニュアルという鋳型にもたれていると、こんなナンセンスなことも平気でやるものである。

ところがサラリーマンの仕事の多くも、定型的な仕事なのだ。これは宿命だ。

わたし自身、一時は経理の仕事をしたが、一年ごとに決算業務が巡ってくるし、確定申告事務も巡ってくる。会計処理は企業会計原則に沿い、株主総会や配当処理も必要だ。

仕事の大綱は、毎年毎年同じパターンをくり返すのだ。

このように、好むと好まざるとにかかわらず、サラリーマンの仕事は程度の差こそあれ、定型的で反復的なものである。だから右脳開発を進めたい人なら、定型的、反復的という日常生活から離れた、非日常的な体験や考え方を、取り入れる行動が大事になるのだ。

二度と来られないかも？と思えば、五感も感度アップ

わたしは長い間の出張生活で、四七都道府県をすべて訪ねた。少なくとも県庁所在地はどこも訪ね、地域を歩いたり車で回ったりした。

そしてどこへ行くにも、このように考えて行動してきた。

「この地には、もしかしたら二度と来られないかもしれない」

こう思うものだから、仙台に出かければ、新聞は現地の『河北新報』を読み、沖縄に行けば『沖縄タイムス』を読むようにしている。

見てみよう、行ってみよう、やってみよう、という精神である。

すると、「ほほう、なるほどなあ！」と、思わず声を漏らすような地域特性を学ぶことも多い。

たとえば、沖縄の新聞には連日のように、「軍用地売ります」という広告が多いし、家族の死を知らせる訃報が、ずらりと並ぶのが当たり前なのだ。

軍用地の広告に関しては、沖縄の人たちの、米軍の駐留に対する、いろんなこだわりを見る思いもする。

雪が舞う寒いときに、福島から新潟に列車移動したときのこと。

駅に着いた。下車するためにドアの前に立ったが、ドアが開かない。自動なのになぜ？

すると現地の人が教えてくれた。

「降りるときは、手で開けるんです。暖まった空気が逃げないように、全部のドアをいっせいに開けることはしないシステムなんです」

なるほど。考えてみれば、乗り降りの少ない路線なのに、全ドアをいっせいに開ける必要はないのだ。寒冷地独特のエネルギー節約の知恵ではないか。

こういうわたしの行動は、非日常行動の一つと思っている。

非日常行動は、定型的な要素の多い日常の中で、知らずに身につく硬直発想のサビ落としに役立ち、ひいては右脳の開発に役立つようだ。

五感が人並みなら、非日常行動で得るものは多いはずだ。

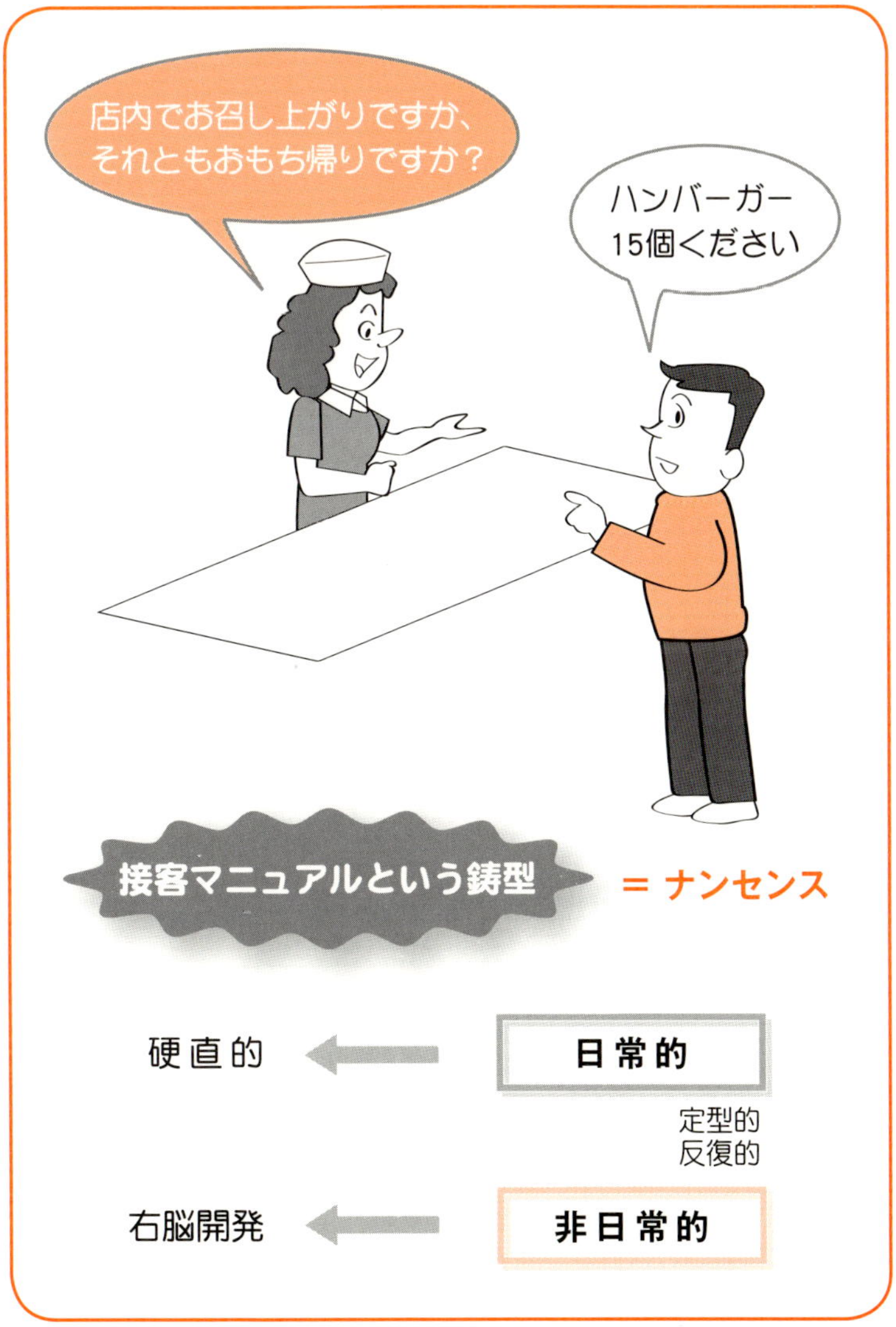
店内でお召し上がりですか、それともおもち帰りですか？
ハンバーガー15個ください
接客マニュアルという鋳型
＝ナンセンス
硬直的
日常的
定型的
反復的
右脳開発
非日常的

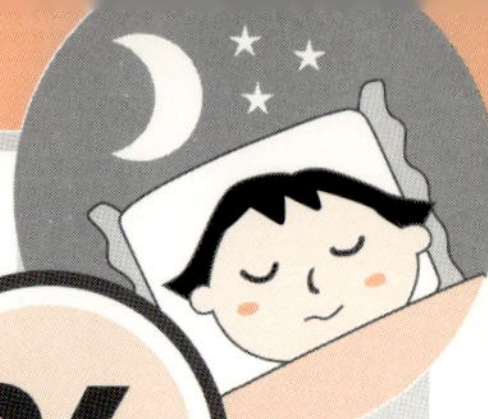

26 わたしは〝キンモチ式〟で本を読む

〝キンモチ式〟とは何か

わたしの読書の仕方は、出張などの移動中の読み方と寝る前とでは、大きく違う。

寝る前の読み方は、〝キンモチ式〟である。キンモチ式とは、わが国の第七代目首相、西園寺《さいおんじ》公望《きんもち》の「キンモチ」からとったもので、わたしが勝手に命名したものである。

公望公の読書は風変わりなもので、まるで本の著者と対話するような読み方だったそうだ。

「うんうん、その点については、ぼくも共感するなあ」

「ここは微妙なところで、ぼくの意見は少し違うな。きみは少し見方が甘いと思うな」

こんな調子の読み方である。

自己啓発的な本に、よくこんなことが書いてある。

「読書も、鵜呑みはいけない。それより批判的に読むほうがいい」

ここでいう批判的というのが、公望公の読み方を指していると思っていい。

もっと正確にいえば、わたしの本の読み方は小道具を使う。とはいっても蛍光ペンである。

①「これは注目だ!」と思った個所は、蛍光ペンでなぞる。

②一冊読み終えたら、蛍光ペンの個所は再読する。

③特に活用可能な個所は、部分コピーして資料箱にストックする。

わたしの場合は、現に西園寺公望の読書法を紹介した資料をストックしていたから、ここで紹介できるのである。

こうやって再読してみると、わたしはいまでも、この蛍光ペンの個所は納得、と重ねて意識するときと、「なぜ、ここが蛍光ペンだ?」と、ペンなぞりの自己修正をすることもある。

〝キンモチ式〟の読書は、右脳を開発する

〝キンモチ式〟で読書すると、単に活字の意味だけを追うのではなく、「待てよ、この真意はネットで調べてみよう」と思い、パソコンのスイッチを入れることもしばしばである。

だから、「読書イコール記憶や連想として定着するもの」と自覚している。

記憶力に関しては、わたしより若い幹部たちが多い顧問先で、ときどきいうことがある。

「皆さん忘れっぽいね。記憶力に少し不安を覚えますよ……」

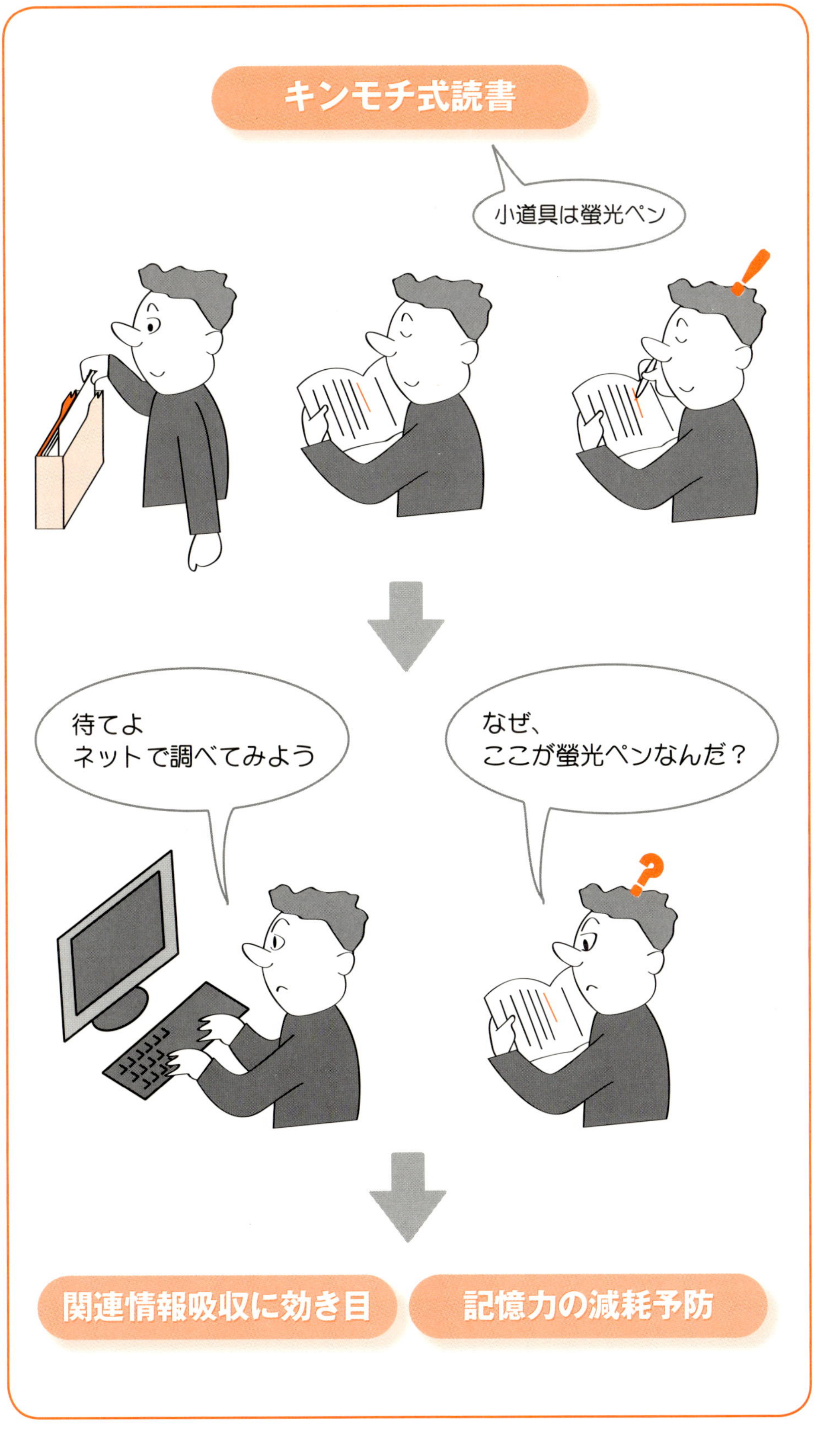
キンモチ式読書
小道具は螢光ペン
待てよ
ネットで調べてみよう
なぜ、
ここが螢光ペンなんだ？
関連情報吸収に効き目
記憶力の減耗予防

「先月わたしは、こんな話をしましたが……」というと、キョトンとしている。しばらくすると、みんなもようやく思い出す、という具合である。

だから〝キンモチ式〟読書は、記憶力の減耗を予防するのはもちろん、関連知識や関連情報の吸収に効き目あり、と思っている。

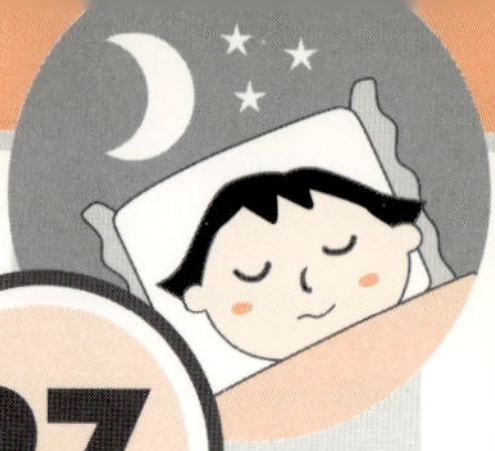

27 集団で成功するには、考え方が集団的であってはならない

くだらぬミスが発生するのは、左脳偏向型のなせる結果

右脳の働きの特徴は、理屈っぽい理解に片寄るのではなく、全体像をとらえるのがうまく、漠然としたものから意味をくみとる感性が敏感だという点だ。

役所の仕事にじつにくだらぬミスが、つぎからつぎへと発生するのは、部分にとらわれ、全体像を見落としているという、左脳偏向型のなせる結果ではないかと、わたしは思っている。

たとえば郵便局で、「八〇円切手を一〇〇枚」と注文する。

すると電卓で計算する。現金だから慎重に……という指導はわかるが、八〇×一〇〇まで電卓という考え方こそ、左脳的考え方ではないか。暗算一発なのに。

一度は、このように計算した局員が、釣り銭だけ渡して切手を渡すのを忘れていたこともあった。ナンセンスそのものではないか。

右脳の働きを、もっともっとハイなものにしたい人には、〝キンモチ式〟読書は、最適な方法の一つだと思う。

しかしこれには、つけ加えたいことがある。

集団的発想の枠外にある本を読む

つぎの本は最近わたしが、〝キンモチ式〟で読んだ本の一部である。

①『鼻の中の羅針盤』②『からだの時間学』③『あくび一回、四〇円』④『コロンブスのゆで卵』⑤『右利き、左利きの科学』⑥『生命のバカ力』⑦『首相列伝』

あまりかたい本はないが、サラリーマンはほとんど買わない本ではあるまいか。

たとえば①の本には、「人体びっくりおもしろ小百科」というサブタイトルがつけられている。つまりこの本は、医学と生理学に関する本なのだ。

ところが、医学や生理学に関心のある人の多くは、こういう本は買わない。タイトルだけで中身に先入観を抱くからではなかろうか。

③の本は、マーケティング戦略の成否の事例集であるが、これもマーケティングに関心のある人でも、なかなか買わない人が多い。やはり、タイトルに先入観を抱くのではなかろうか。

タイトルそのものに関して紹介したのは、わたしが寝る前に読む本は、かたい本ではなく、なるべくユニークな本を読むようにしているからだ。

ベストセラーといわれるような本は、ま

ず読むことはない。

なぜわたしが、このような本を選ぶのかというと、わたしの頭の中にマーフィーの、つぎの言葉がこびりついているからである。

「会社は集団だが、その集団で成功するには、考え方が集団的であってはならない」

けだし名言だと思う。

しかし多くの人はベストセラー本を読む。これこそ集団的発想を身につけるだけの本ではないだろうか。わたしが読む本は、集団的発想の枠の外にあるようなものが多い。

集団的発想。恐ろしいまでに陳腐で硬直的ではないか。

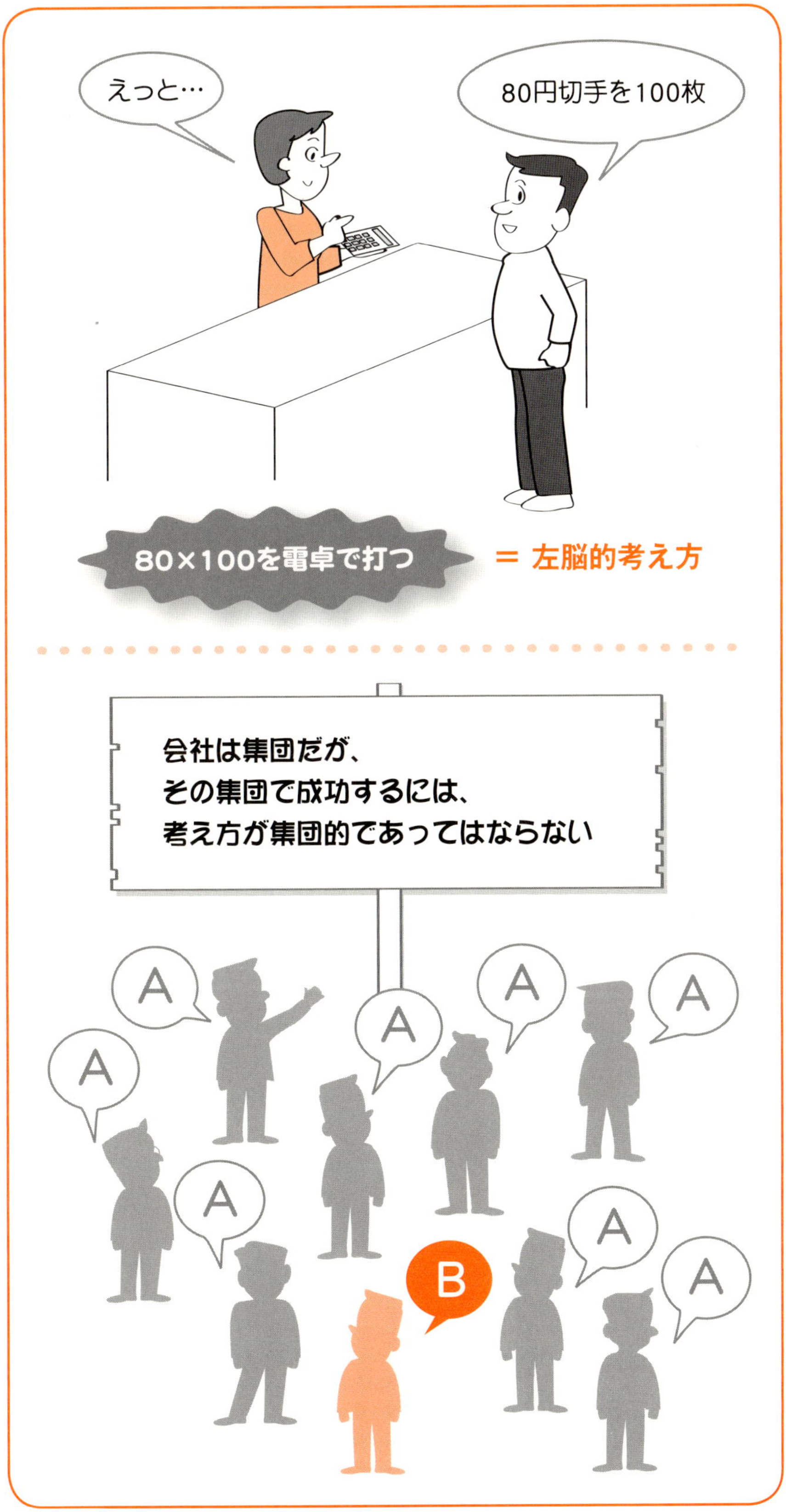
えっと…
80円切手を100枚
80×100を電卓で打つ
= 左脳的考え方
会社は集団だが、
その集団で成功するには、
考え方が集団的であってはならない
A
A
A
A
A
A
A
A
B

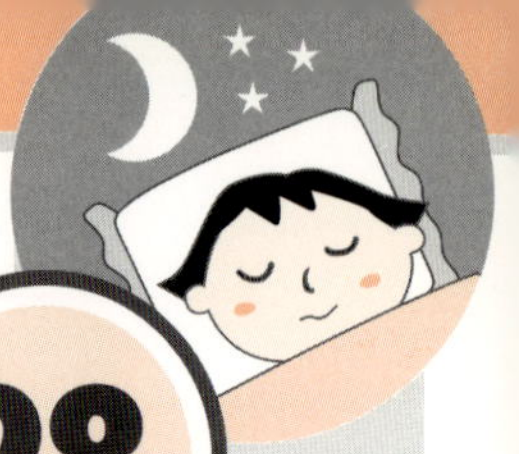

28 わたしが反省したマイカー生活の弊害

三五歳の脚力がとことん萎えていた原因

昔話で恐縮だが、わたしが経営コンサルタントへの第一歩を踏み出したのは、三五歳のときだった。

それまでの五年間は、じつに楽しいサラリーマン生活を送った。過去形になったからこそ、当時のことがなおいっそうよくわかる。

仕事そのものもおもしろいし、人事労務関係のポジションに属していたから、社員の募集活動で各地に出張していたので、仕事を通じて見聞を広めるのも、おもしろさに輪をかけた。

妻と共働きをしていたので、はやばやとマイカーも手に入れた。

勤務場所は横浜駅に近いところだったが、郊外からマイカー通勤しても、三、四〇分ほどの手頃な時間距離だった。

一坪の住宅用土地が、まだ五万円ほどで買えた頃で、往復の途中に水田や畑の緑を左右に眺めながら、ハンドルを握れた時代だった。

会社に着くと、駐車場から勝手口のような裏口に入って、わたしの机まで、わずか数十歩という至近距離。ちょこちょこっと歩けばよかった。

仕事で動くとなると、社用の車で動くわけだから、とにかく車によく乗った。電車での通勤というのは、当時のわたしには考えられなかった。

しかし、そういう楽しいマイカー生活とも別れる日がきた。

東京の赤坂に本部を置く、経営コンサルタント会社に移ることになったからだ。もちろん、赤坂にどっかり腰を下ろす仕事ではないが、一応の活動拠点はここになった。

さて出社第一日め。東京の渋谷駅経由で会社に行くため、電車に乗った。マイカーから電車への切り替え第一日だ。通勤電車では簡単に座れるはずがない。当然立ったままだ。

そうしてこの日、わたしは一日中、「一体おれの足は、どうなったんだ?」と、われながら当惑しながら、わけもなく自分のひどい脚力の衰えを、「何か変な病気にでもかかっているかも?」などと、あれこれ考え続けたものだ。

というのは、電車に乗って一五分ほどで、「足がひどくだるいなあ、なぜなんだ?」と思ったが、翌日も同じことだった。

足のだるさが二日続いたことで、ぼんやりしていたわたしも、ハッと思った。

「マイカーに馴れ、脚力が衰えたのか?」

ジベタリアンたちの将来は限りなく暗い

ほかに何も思いあたることのないわたしは、この脚力の衰えは、マイカー依存の結果に違いない、と思うようになった。そして、一種の生活革命を決意した。

「これからの仕事は出張の連続。もう車はなくてもいい。もたなきゃいいんだ。売ろう！」

これは迷わず、しかも即座に実行した。

このとき以来わたしは、よく歩くようになった。

歩いた場所は、鹿児島や熊本も、そして宇部や広島も、大阪も名古屋も、仙台も旭川も、てってけてってけと歩いた。出かける会社が徒歩三〇分以内なら、ホテルから歩いて訪ねた。

「歩いてですか……！」と、驚かれたことは数知れず。

いまさらわたしが、講釈をたれるまでもなく、歩くというのは健康や基礎体力を鍛える基本だ。たとえばいま、全国的に見られる現象に、高校生などが、ほんのちょっとの時間も立っていられず、ところ構わず座り込むジベタリアン現象がある。

わたしたちがその年代の頃は、食べ物も十分になかったけれども、ところ構わず座り込むことは絶対なかった。通学路の四キロや五キロは、歩くのがふつうだった。

だから、現在のジベタリアン学生たちが年をとり、六〇歳近くになったら、はやばやと足腰が衰え、よちよち歩きせざるを得なくなるだろう。「人間は足から老化するもんだなあ！」ということを、実感するのではなかろうか。時すでに遅きに失するが……。

足が衰えるということは、足から血流が衰えるということであり、血管は全身にはり巡らされていることを考えると、それは頭脳の血流も衰えるということだ。

血流の衰えは、酸素の全身への宅配を受けもつ機能が、不完全状態に陥ることだから、冴えわたる頭脳の逆で、思考力や判断力も鈍くなるはずである。

ジベタリアンたちの将来は、限りなく暗いのである。

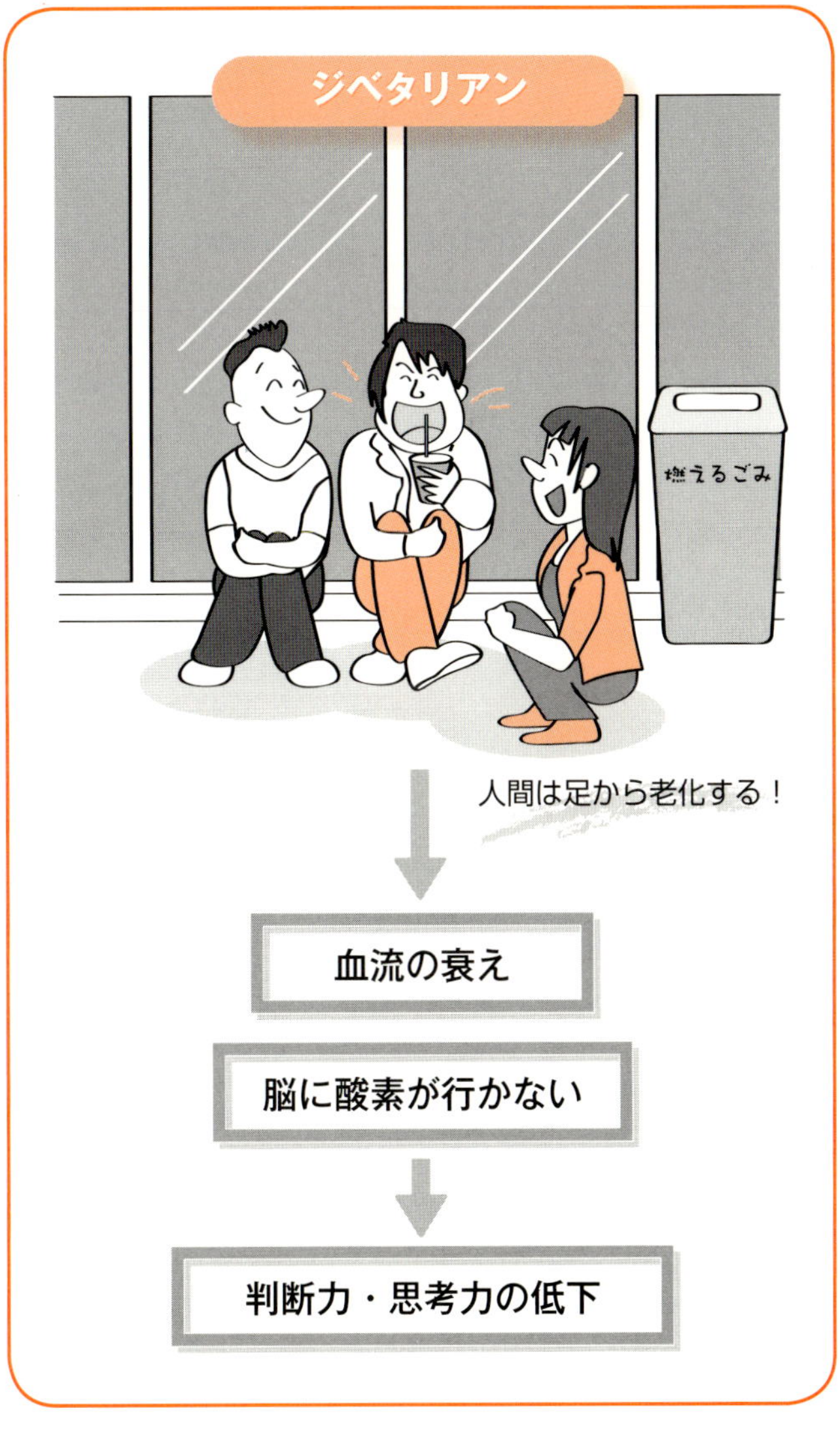

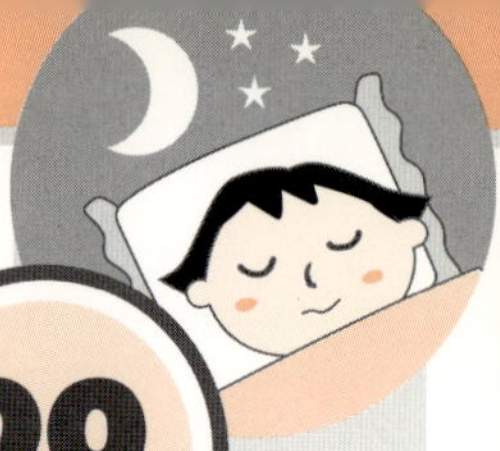

29 寝る前五分の健脳体操で、脳にいろんな仕込みをしよう

ジベタリアン問題はサラリーマンにも通じる

ジベタリアンたちの問題は、サラリーマンたちの問題にも通じる。

東京よりは電車での通勤事情が悪い地方では、通勤の往復はマイカーという人が、圧倒的に多い。

いま皮肉な現象が見られるのは、以前より緩和はされたが、毎日通勤電車で、両足ふんばっている東京のサラリーマンより、マイカー通勤の地方のサラリーマンのほうが、体力、特に脚力が弱っているという現実である。

つまり、地方の人の足腰のほうが弱いのである。

地方に出かけると、広い会社敷地に従業員用の駐車場も完備という例が多い。だから、マイカーさえあれば、多くの人が車で通勤ということになる。

そこで、通勤は車、会社でも足はあまり使わない事務関係の人は、脚力の衰えということを恐れたほうがいい。それがいやなら、休日を利用して運動したり、マイカーなしデーを自分に課することをおすすめする。

わたしは昼間、よく歩いて汗びっしょりになった日は、かえって原稿執筆もはかどる。何かの都合で、ほとんど歩かない日というのは、机の前で腕組みをして、仕事ははかどらないということのほうが多い。

頭の〝血の巡り〟が、よくないからだろう。

マイカーがあっても、それに頼らない

足腰が丈夫とか体力の有無が、脳に関係するのかと疑う人がいたら、その誤解を早く正したほうがいい。健康で人並みの体力をもつことが、健全な脳の働きを維持する基礎条件なのだ。

わたしは夜寝る前の五分間と、起きた直後の五分間は、仰向けに寝たまま、腰を手で支え両足で自転車こぎ運動をする。

特に、夜の自転車こぎ運動は、脳にいろいろな仕込みをするから、眠ったあとの脳の発酵を、さらによくする発酵促進剤だと思っている。

どんどん歩こう。これも、手頃でいつでもできる健脳法である。

ところで若い頃、脚力の衰えたのを機会に車を売り払ったわたしは、一年後に再び車を手に入れたが、もうマイカーに甘えることはしない。

だから車の走行距離はなかなか伸びないが、脳の健康のためだから、これでいいと思っている。

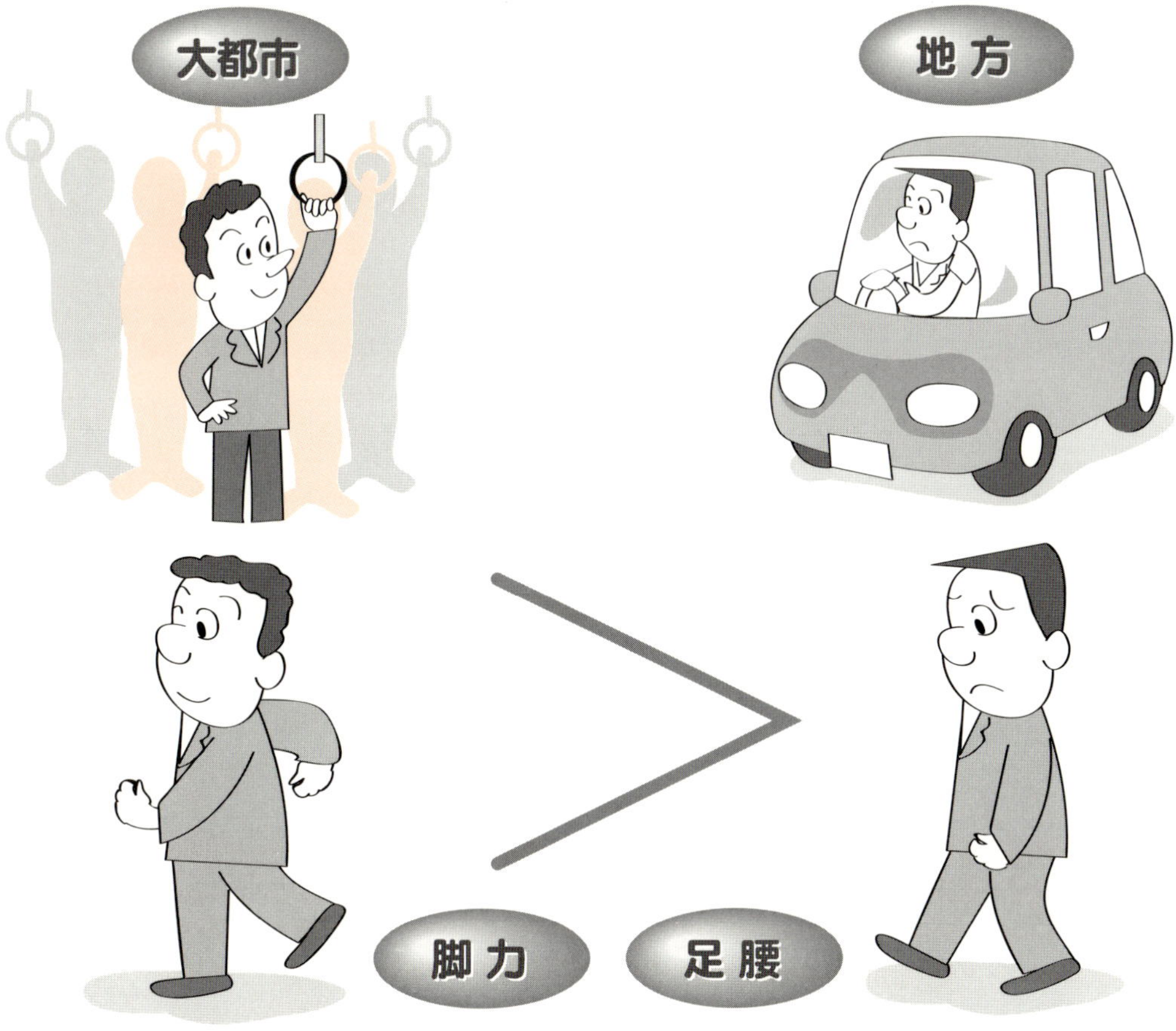

寝る前５分の健脳体操

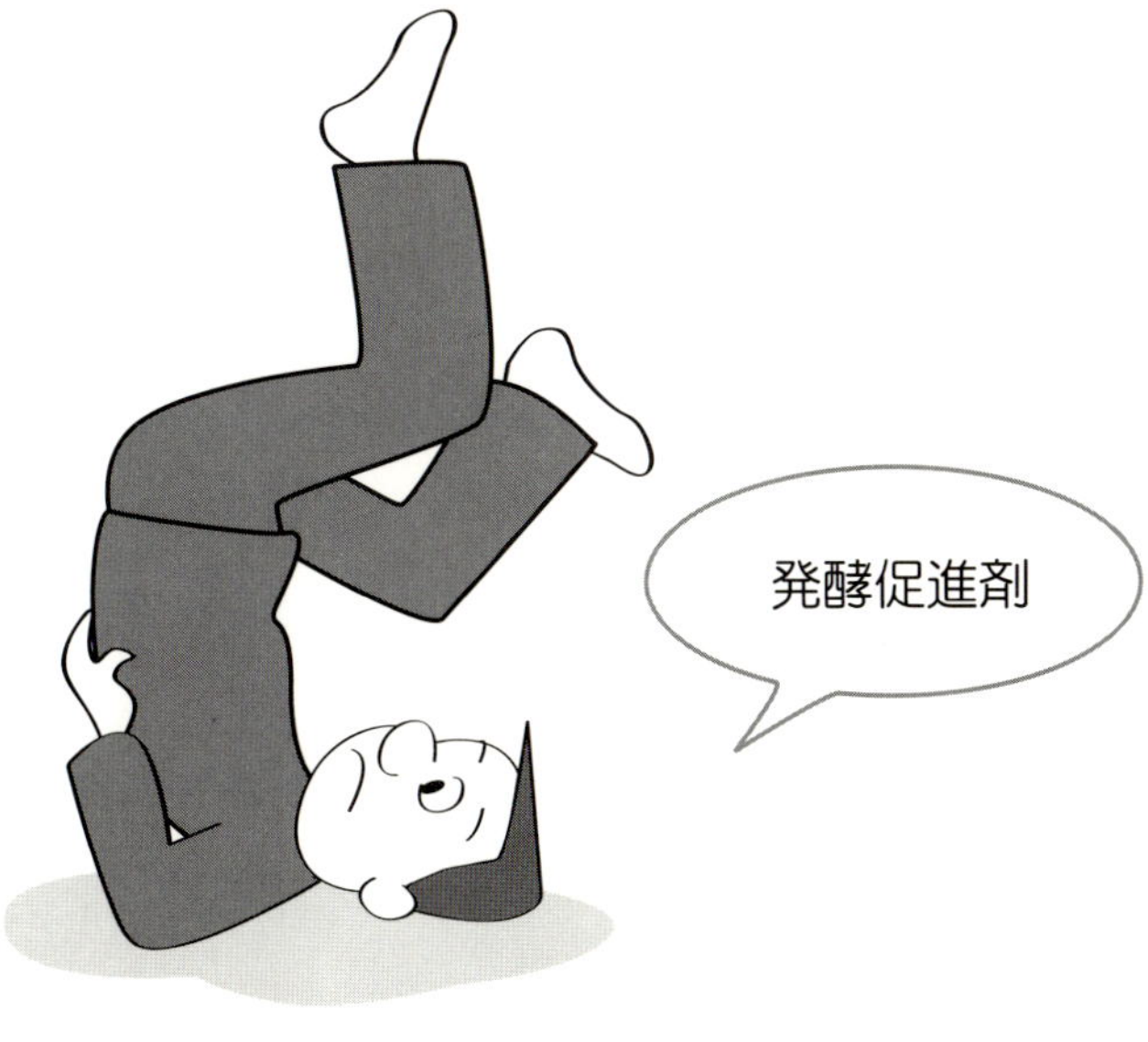

30 前夜のネット検索で、出張も自己拡張のチャンス

ネット検索は事前情報の収集に最適

出張は、多くのサラリーマンが経験することである。

わたしの著書に『出張術80の極意』がある。出張というのは、一種の非日常業務だから、少なくともわたしの場合は、とても情報感度が高まる。いろいろな物事に対して神経が敏感に反応する、ということである。

だから出版社から、出張に関する本を書かないかと誘われたとき、「だったら山ほど現場ネタはありますよ」といって、書くことを承知したものだ。

たとえばホテルに関する本は、三冊書いているが、書く動機はこんな考え方だった。「ホテルに泊まる客の立場から、ホテルを書いた本の出版は過去にない。しかしわたしには、全国各地のホテルを泊まり歩いた体験が豊富にあるから、そういう着眼でなら書けるぞ！」

現在のわたしの出張の仕方は、ＩＴ環境のせいで大きく変わった。

何が変わったのか。前夜にネット検索をすることが多くなったのだ。

最近も栃木県の九石というところへ出かけた。もちろん仕事である。

九石と書いて〝さざらし〟と読めたのも、ネット検索のお陰だ。

だから現地で、さざらしの由来などの話題をとり混ぜて話をすると、

「さざらしには、これまでも来たことがあるんですか？」

と、みんなが興味をもって耳を傾けてくれた。身近に感じる話題というのは、興味がわくものらしい。

賢い出張というのは、直線的に目的地に出かけ、所要の用だけはたしておしまい、というのではない。

往復の途中経過も、駅や空港での待ち時間も、街の風情や土地の物産品も、現地の人々の生活習慣や考え方も、何もかもが地に足をつけた勉強になる。

その第一歩が、前夜にネットで事前情報を集める、ということだ。

寝る前七分間のネット調査が、脳力を活性化させる

わたしは多くの営業関係の本も書いている。それらの本に、よくこんなことを書いている。

「会ってから知るな、知ってから会え」

相手と会ってから、初めて相手のことを知るのではなく、会う前に可能な限り相手のことを知ってから会え。面談濃度がぐんとグレードアップするよ、という意味だ。

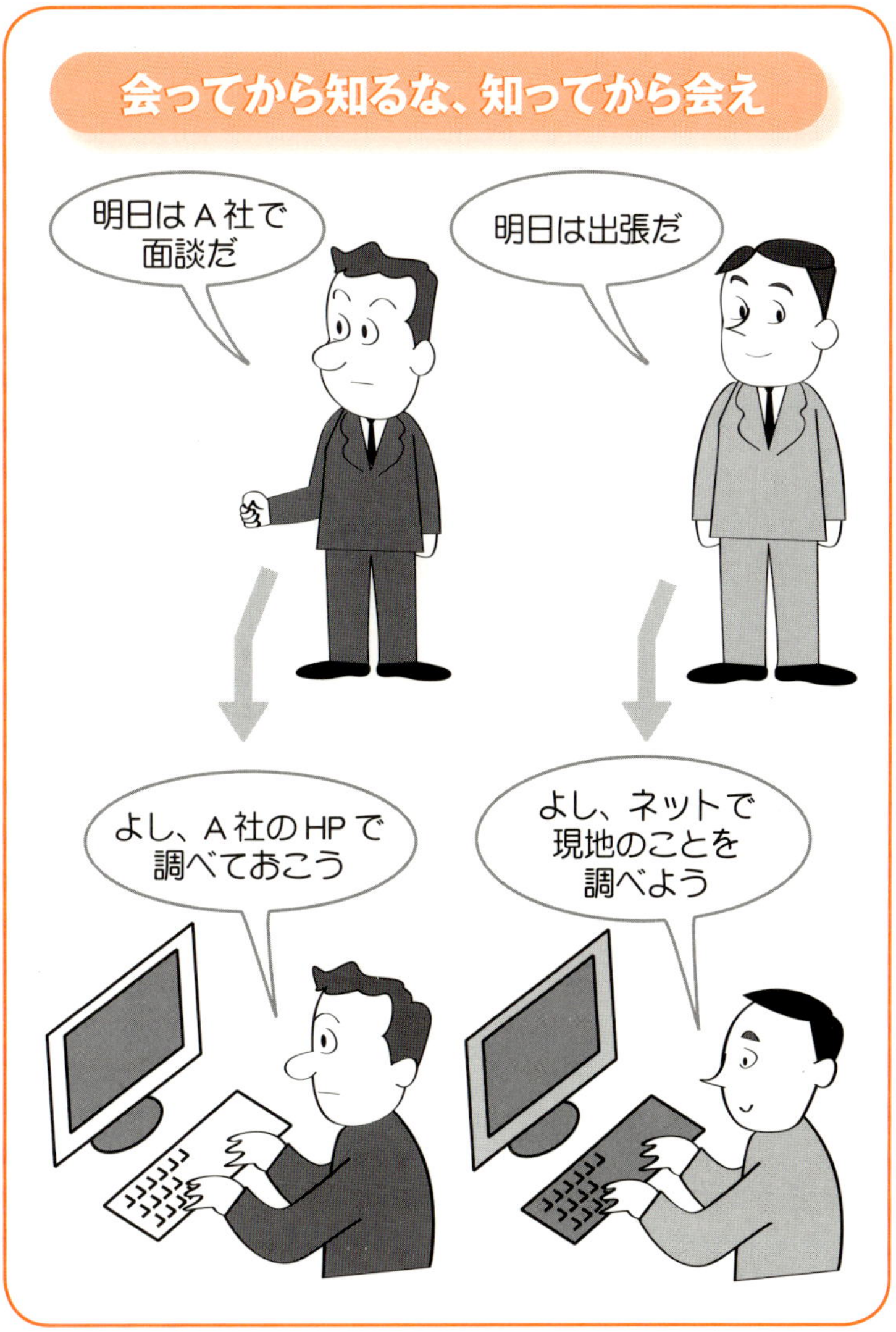
会ってから知るな、知ってから会え
明日はＡ社で面談だ
明日は出張だ
よし、Ａ社のHPで調べておこう
よし、ネットで現地のことを調べよう

この考え方を実現するのが、出張前夜の脳への仕込みである。

わたしは前に、「コメ粒で仕上げた東北新幹線の模型」の話を紹介している。

このときもそうだが、わたしは前の晩寝る前に、「出かける先は仙台。そこは米穀問屋。販促の仕掛けに何かいい作戦はないものか」と、自分の脳に問いかけ、仕込んだのである。

この仕込みが現在は、ネット検索に姿を変えるようになった。

栃木県の九石を訪れた話を紹介したが、九石に限らず、初訪問のところに出かけるとき、わたしが前の晩に必ずやることは、まずその地方の行政や初めて訪ねる企業のホームページ（ＨＰ）を見たりすることである。

すると、単に調べたことに限らず、関連して地名の由来や歴史的な背景を知ることもできる。特定企業のＨＰがない場合でも、立地する行政のＨＰはあるものだ。

これが相手との交渉や関係強化に、どれだけ役立つことか。

さらに役立つのは自分の脳に、前もって課題を仕込むことで、脳の活動力を高めることである。別な書き方をすれば、ボケ予防になることだ。

ボケは年寄りだけの問題というのは誤解である。わたしは五〇歳前後の人でもボケ（記憶力減退）に近い人を、顧問先で見ることが少なくない。

そういう人の多くは、読書の習慣のない人であり、ましてや、〝寝る前七分脳〟の生かし方なんか、眼中にない人である。

もうお察しのとおり、寝る前七分間のネット調査も、脳力を格段に活性化するものだ。

ええ？「そんな時間はない」ですって？そんな人には、こんな名句をご紹介しておこう。

「おりおりに遊ぶ暇《いとま》のある人の、暇なしとて書《ふみ》読まぬかな」（佐藤一斎）

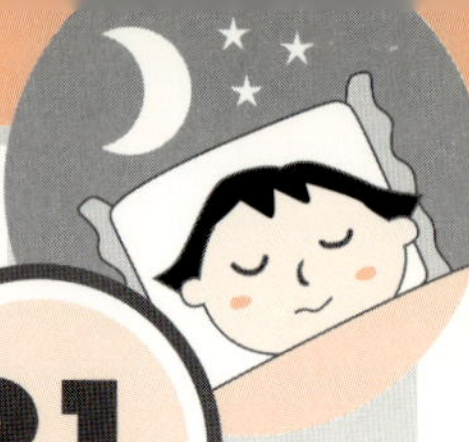

31 あと始末が悪ければ、翌日の立ち上がりも悪い

朝の始業時からゴタゴタが始まる会社

ある工場の経営診断をしたときのこと。

「恐縮ですが、御社のご都合さえよければ、就業後の現場でもいいから拝見したい」

　このようにお願いして、夜間に工場を拝見したことがある。

　経営者は、どう思ったか知らないが、わたしはあえて終業後の工場を見たかったからだ。

　なぜかというと、しっかりした現場管理をやっている工場は、就業後のあと始末に、考え方や日常の習慣が、ちゃんと現れるからである。

　すると案の定、工具の所定位置は定めていない。旋盤など切削機械の付近には、切り屑が散らかったまま。工場全体の掃除もした形跡がない。掃除用具置場もはっきりわからない。

　トイレも汚い。異臭はトイレの外までも臭ってくる。機械ごとに、取扱要領や注意事項も書いてない。

　さりげなく尋ねると、「うちは毎朝、掃除もきちんとやりますから」という社長の言葉。

　こういう工場に、生産管理のきちんとしたところはない、というのが通り相場だ。

　理由は簡単。事前準備がいい加減なため、朝の始業時からゴタゴタが始まるからだ。

　そしてこの事前準備は、わたしたち個人の生き方にも通じる。

　あと始末の悪さが準備不足を招き、翌日の立ち上がりにも悪影響を与えるものだ。

役所の幹部はなぜ準備ができないのか

わたしは、政府のある外郭団体の仕事を、一〇年以上にわたってやった。

　地方出張が多く、毎月のように各地に出かけた。つまり、一カ月前には次月の出張予定は決まり、日程も訪問先も、そして出張経路も決まるものだった。

　この出張は、わたし一人の出張ではなく、必ず団体の幹部と同伴でしていた。

　ところがわたしは、つぎのように思ったことが、しょっちゅうあった。

（いったい、この一カ月間、あなたは何をやっていたんですか！）

　というのも、いよいよ明日羽田を何時の便に乗る、という土壇場になって、その幹部はしばしば連絡をしてきたからだ。

「悪いけど飛行機の座席がとれなかったから、一人でお先にどうぞ。わたしは新幹線で追いかけますから……」

　こういう土壇場変更を、何度となく連絡してくるのである。

こんな工場はダメだ

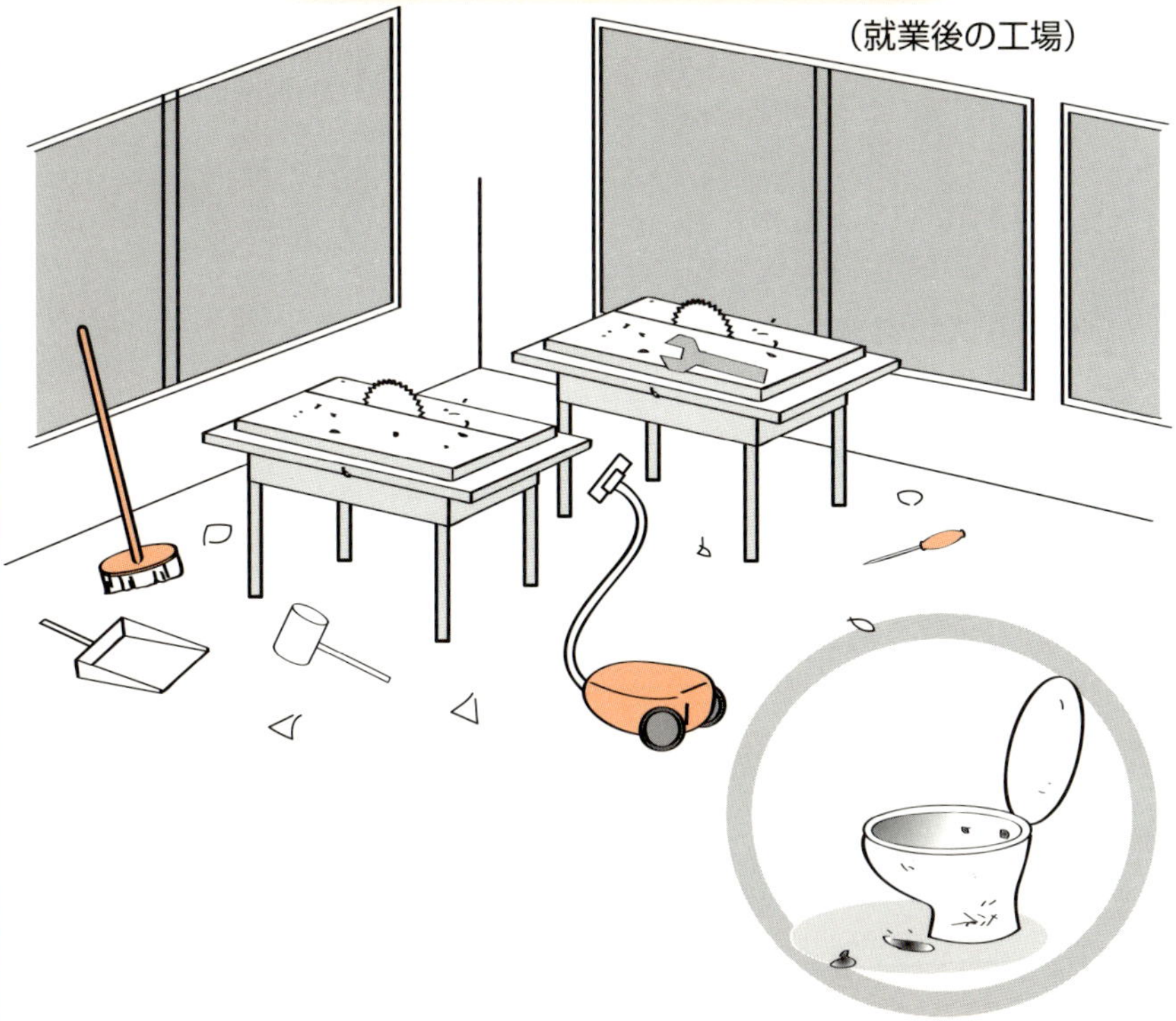
（就業後の工場）

ドタキャン男に未来はない

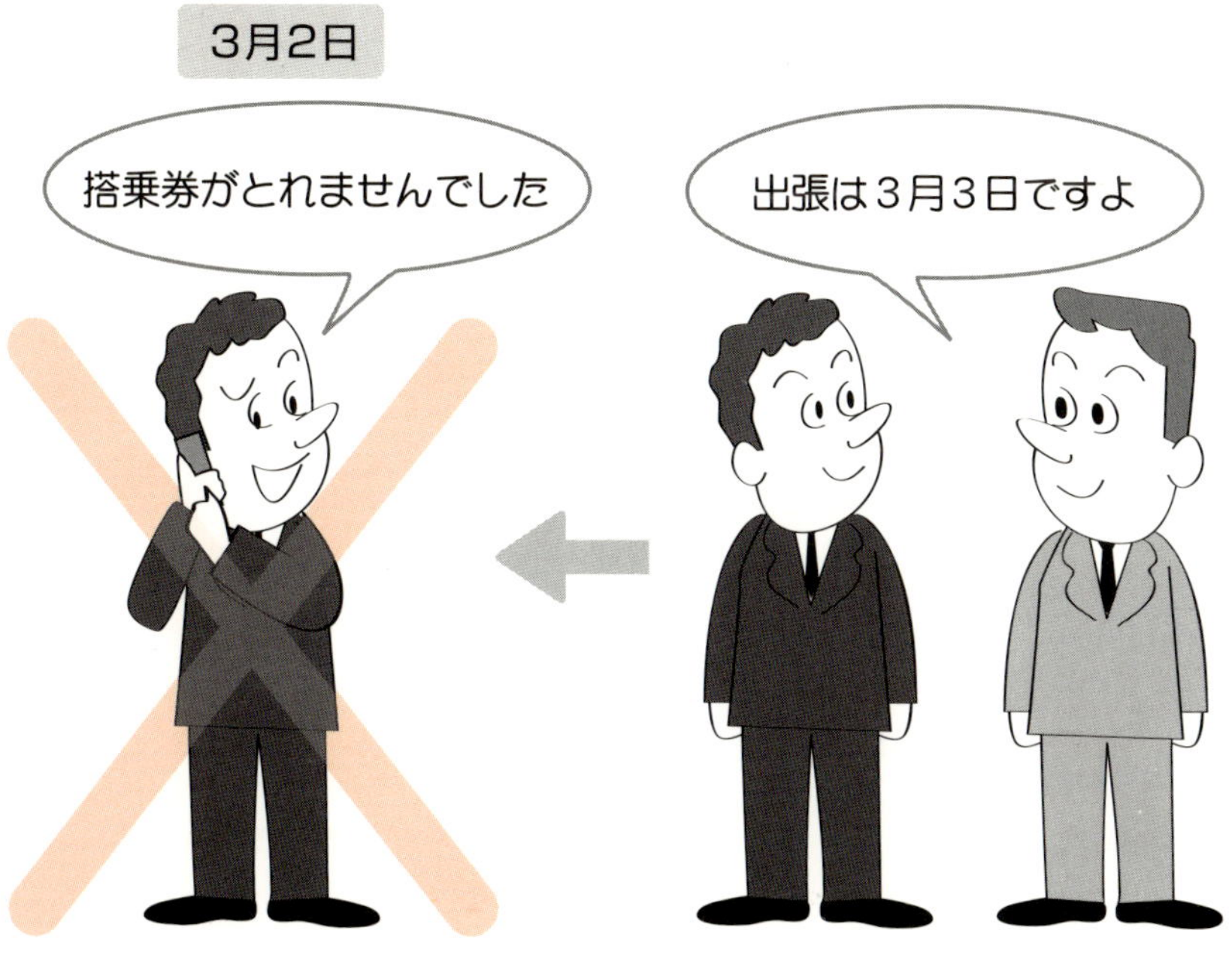
3月2日
搭乗券がとれませんでした
出張は3月3日ですよ

その都度わたしは、内心いらいらしたものだ。

この幹部には、準備をするとか段取りを組む、という感覚が抜け落ちていたのであろう。

職場の風土環境が全体主義で、しかもスローに動くのが体質になっているものだから、緩慢な動作が習慣になり、一カ月間の猶予期間があっても、搭乗券さえ用意できないのだ。

立ち上がりの悪い仕事で、いい結果は生み出せるものではない。

32 事前準備に努める人は、成功者になれる

“スタンバイ・ボックス”が生産性をハイにする

会社の営業活動には、早出体質の会社と、遅出体質の会社がある。

早出体質の会社とは、始業後三〇分以内に、外回りの全営業マンの八〇パーセント以上が、出発してしまう会社のこと。

逆に遅出体質とは、始業後三〇分過ぎても、外回りの全営業マンの八〇パーセント以上が、まだ社内に残留している会社のことである。

さて、ある遅出体質の会社に、扉をつけない正面解放型のロッカーを作った。

見積書やサンプル、契約書や諸資料など、もって出かけるものをすべて用意し、自分のロッカーにかばんなども一緒にして入れる。

そこではじめて、「よし、明日の準備は完了！」と確認したら帰宅するのだ。

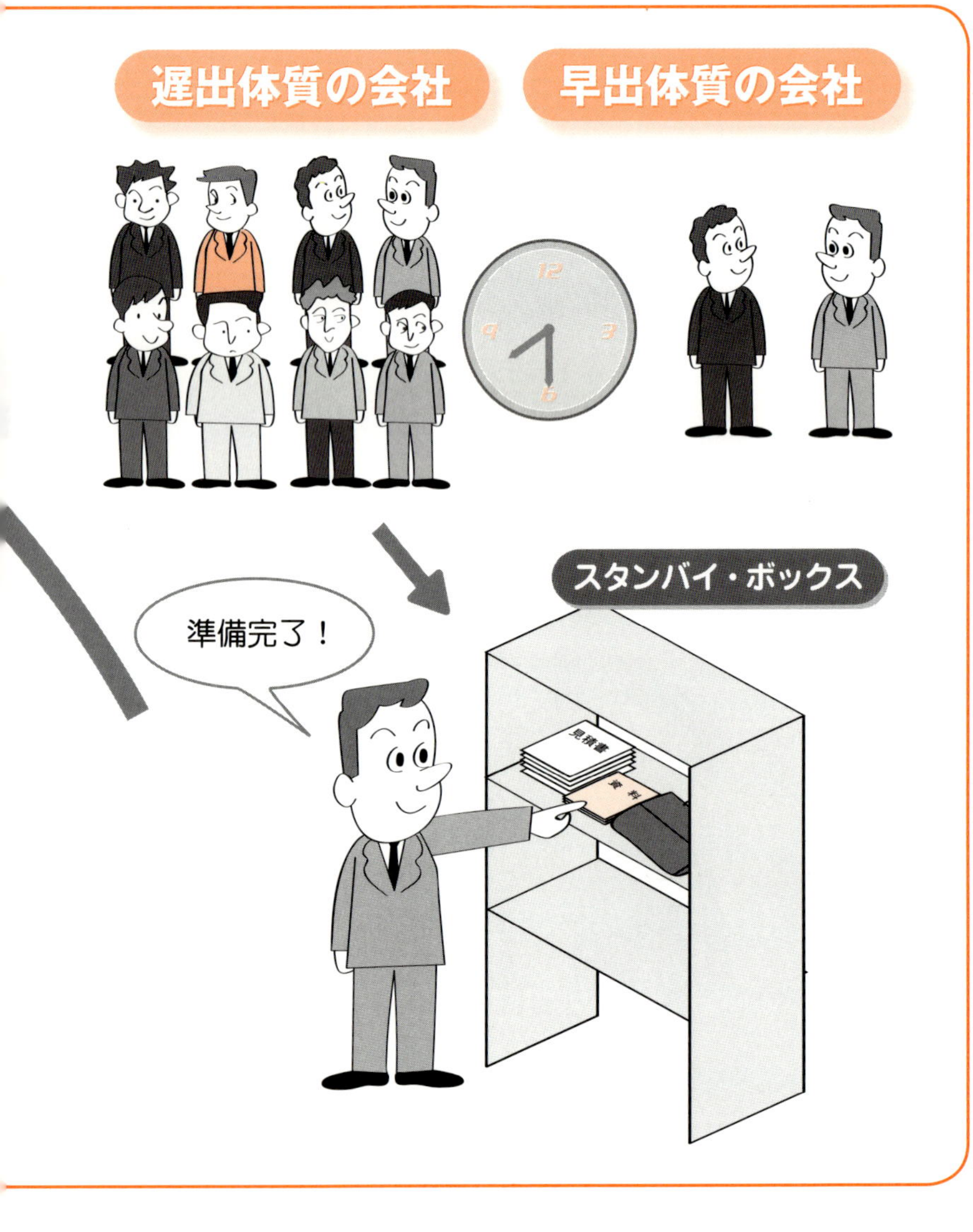
遅出体質の会社
早出体質の会社
スタンバイ・ボックス
準備完了！
見積書
資料

つまり、全営業マン、朝でなければできない用件だけを別にして、すべて翌日の準備をすませてしまうことにしたのである。

このロッカーをわたしは、〝スタンバイ・ボックス（Sボックス）〟と命名した。

スタンバイ。もちろん〝準備〟という意味である。

驚いたことに、このSボックスをスタートさせ、二カ月めに入ると、営業効率ががぜんよくなった。たとえば、訪問件数が多くなり、比例して受注額も増加に転じたのである。

前夜の自分の脳に、何を仕込み何を準備するか

個人も組織も、似たような傾向になるものだ。

わたし自身も、翌朝早々に書くテーマを前夜に決め、そのテーマをワープロに打ち込み、翌朝はスイッチを入れれば、ただちにキーオペレーションに移れるようにしておくだけで、翌日の仕事はすいすいとはかどる。

前夜の自分の脳に、何を仕込み何を準備したかで、翌朝の脳活動の立ち上がりが、グンとはね上がるのだ。

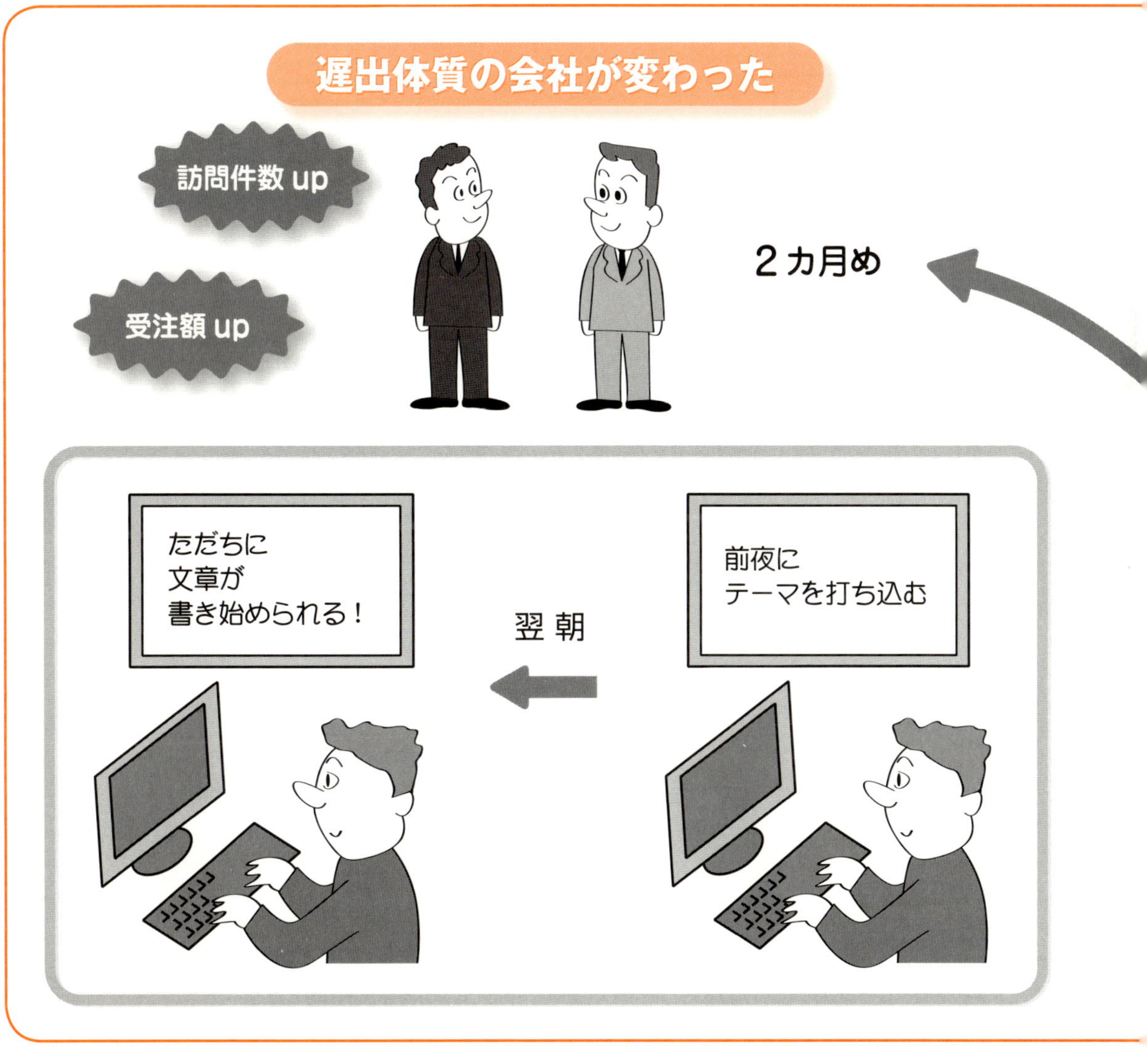
遅出体質の会社が変わった
訪問件数 up
受注額 up
2カ月め
前夜に
テーマを打ち込む
翌 朝
ただちに
文章が
書き始められる！

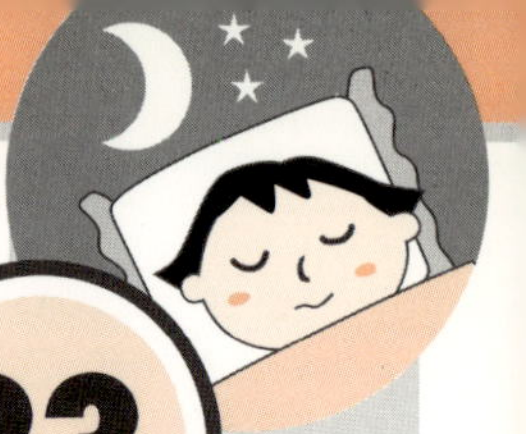

33 偉大なる名人は、準備段階から名人だった

「自然体で待つ」、これが勝負の基本

将棋の大山康晴十五世名人のことを、つぎのように解説した一文を読んだ。

「A級在籍四五年。この一言だけで、その偉大さがわかる」

将棋のことを解説するのがねらいではないから、くわしくは書かないが、とにかく比べようのない強靭さを誇る名人だった。

さてわたしは、この大山さんが書かれた本を何冊か読み感動し、いまももっている。

大山さんは少年の頃、父のすすめで近所（倉敷）の二段の先生のもとへ、しばらく通ったそうだ。大山さんはのちに、当時のことをこう回顧している。

「座敷に上げてはくれるが、先生は来てくれない。縁台に座って、ただタバコを吹かしているだけである。自分は将棋盤の前で長時間待たされる。こんなことが何回も続くものだから、ある日先生に疑問を打ち明けた……」

すると先生は、つぎのように教えた。

「将棋は二人で指すもの。相手がじっと考えている間、いらいらせず待つことが大切なんだ。自然の姿で待てるようにならないといけない。きみには待つ訓練をしてもらっているんだ」

大山さんに限らず、将棋の世界でプロ中のプロと呼ばれる人の多くが語る。

「高段者になると、技術的な差というものに大して違いはない。それ以外の、考え方とか勝負の心というか、技術以外の要素が重要になってくる……」

大山さんも同じことを、何回も語っている。

次に紹介する勝負本番の前準備に関しては、わたしは舌を巻いて驚き、感動したものだ。

将棋盤の位置も変えた、大山式の事前準備

大山さんは、「明日は、A旅館で○○戦だ！」という日は、遅くとも前夜にはA旅館に入っていたという。そして、そこで大山さんは何をするのか。

大山さんは、「対局する場所に、実際に座ります」ということだ。

お手洗いまで、どんな経路で時間はどれくらいかかるか。これも調べるそうだ。

ときには将棋盤の位置を、多少動かしてもらうこともあるそうだ。

「わたしたちは勝負駒に、盛上駒《もりあげごま》を使います。うるしの文字が盛り上がっている駒ですね。この駒に照明が当たると、照明の角度によっては目に反射して、長時間の勝負の場合は、障害になります。だから、両者

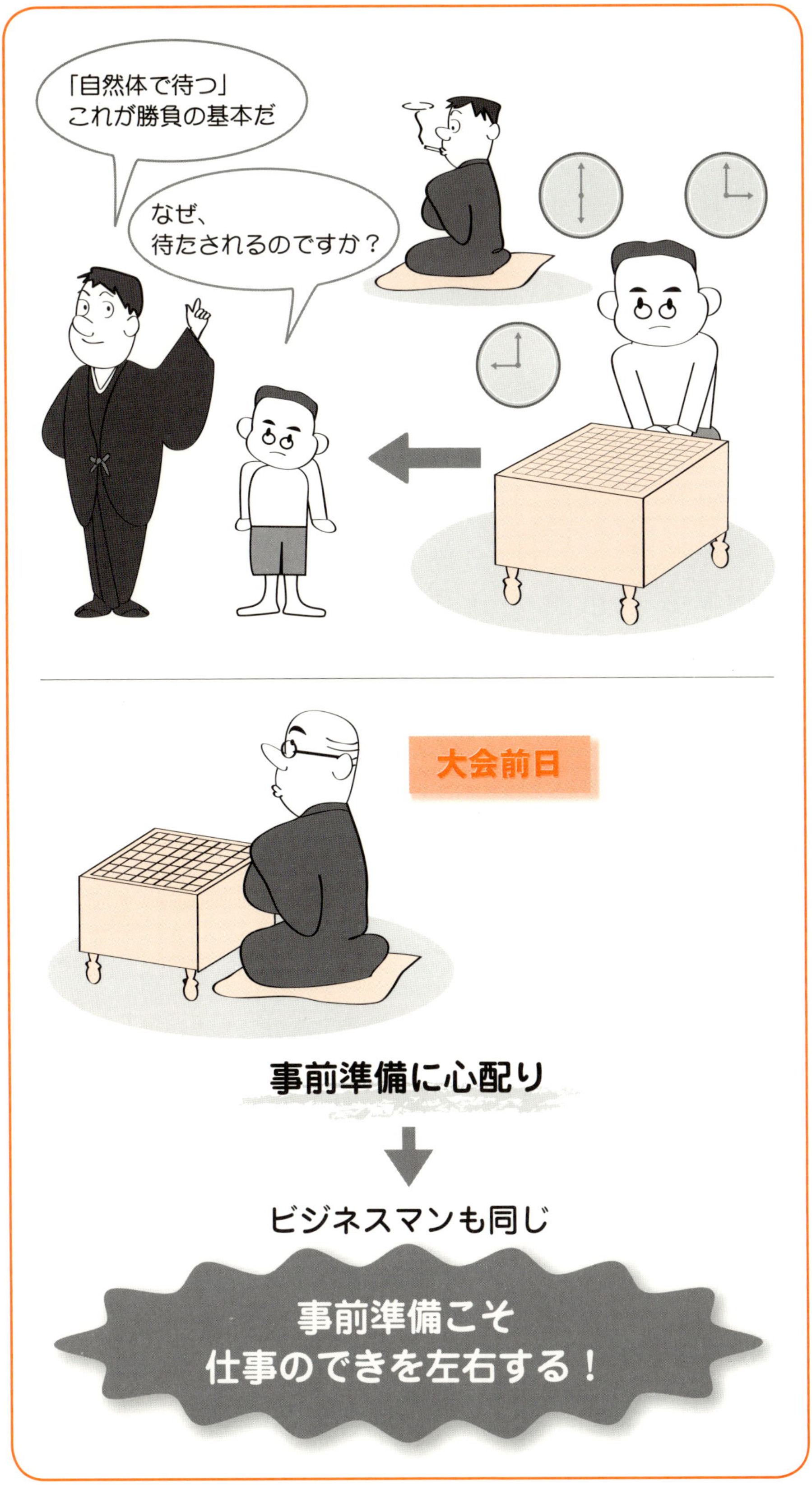
「自然体で待つ」
これが勝負の基本だ
なぜ、
待たされるのですか？
大会前日
事前準備に心配り
ビジネスマンも同じ
事前準備こそ
仕事のできを左右する！

の席に座ってそうならば、将棋盤を動かしてもらいます」

そこまで事前の準備に心配りをする大山さんは、こうも書いている。

「朝起きて身支度を整えて盤の前に座ったとき、もう勝負はついている。盤の前に座ってから、〝さあ、頑張ろう！〟と闘志を燃やしてみても、手遅れということが多い。

戦う前に対局者は、プラスかマイナスかのどちらかを背負っている。その、目に見えない条件のよし悪しは、かなり大きな比重を占めているのではないかと思う」

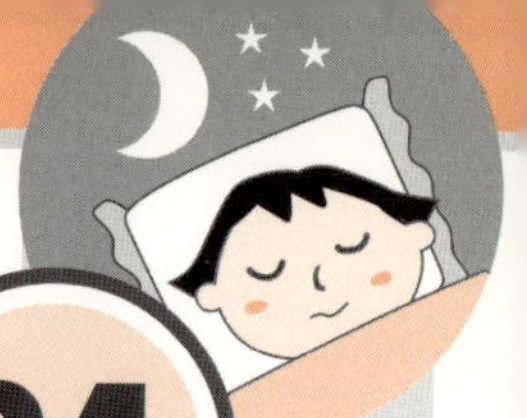

34 準備なき仕事、準備なき出会いでは成果は出ない

準備しない仕事に成果なし

『上司は思いつきでものを言う』（集英社新書）というタイトルの本が、ちょっと話題を呼んだようだ。ここでいう思いつき発言は、じつはずっと以前から多いものだ。

たとえば、研修担当の研修部長や教育課長、あるいは人事部長や課長。

こういう人たちの実際の動き方を見ると、大企業になるほど、こうした思いつき発言が多い。

出入りの広告代理店や、研修専門機関の人に尋ねる。

「社員研修をするんだけど、だれかいい講師はいませんかね」

「営業マンの教育やるんだけど、何かいい企画を考えてくれよ」

肝心の当事者である担当者は、何も勉強しないし、ましてや準備なんかもしない。

松原哲明師をあきれさせたある連合会

松原哲明《てつみょう》という、わが国の禅の指導の大家がいらっしゃる。著書も多い。

アーティストの横尾忠則さんも、この哲明師の指導を受けた一人である。

この松原哲明師が、中部地方の商工会連合会に講師として招かれたそうだ。人材派遣業の会社からの強い依頼だった、という。

師は控え室で待機していたが、その間、粗茶の一杯も出ない。

やがて、一人の男性がくわえ煙草でやってきて、無造作に名刺をくれた。

名刺には、連合会会長の肩書きが印刷されてあった。そしてこの偉～い会長さん、哲明師にいった。

「坊さんは、人材派遣業のメンバーかね」

よくもいったものだ。

哲明師は、このときのことをこう語っている。

「粗茶の一杯程度は、最低限の常識であるはず。わたしを大切にせよとは思わないが、粗末に扱わないでほしい、と思いました」

この人材派遣会社も、きっとC級の会社だったと思う。連合会の質も低劣だと思う。

講師がどんな経歴で、どんな人物かなど、事前に勉強し、聴衆にも知らせておくべき最低限の常識だ。

この程度の常識もないから、この連合会事務局が、気の利いた準備などするわけがない。

準備なき仕事、準備なき出会い、準備なき事件との遭遇。

こんなふうでは、仮に聖徳太子を講師に招いたとしても、いい結果が出るわけがない。

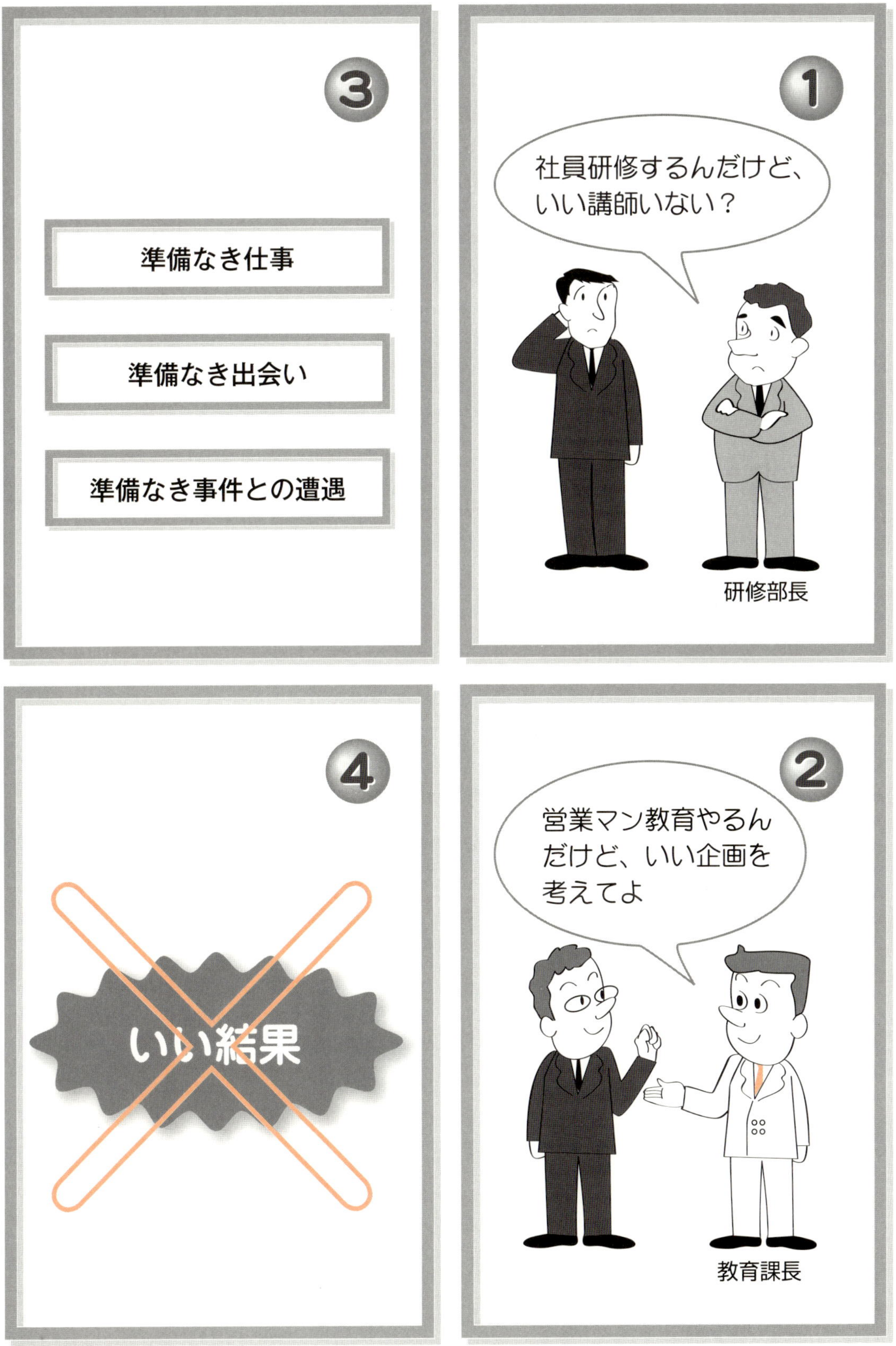
1
社員研修するんだけど、いい講師いない？
研修部長
2
営業マン教育やるんだけど、いい企画を考えてよ
教育課長
3
準備なき仕事
準備なき出会い
準備なき事件との遭遇
4
いい結果

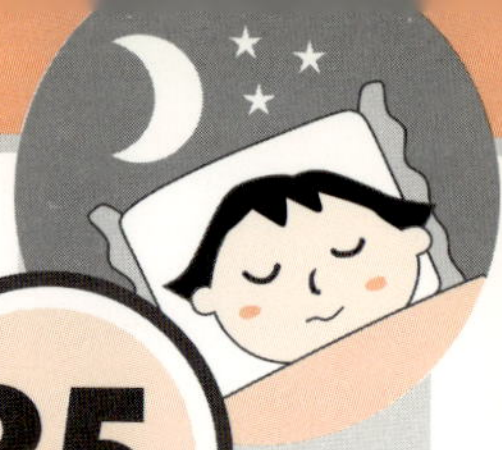

35 脳に負荷の大きな仕事は、午前中に割りふれ

午前の時間帯は頭脳のゴールデンタイム

なるべく、頭を使う仕事は午前中に、習熟を要する作業は午後にやるほうがいい。

ではまず、「頭を使う仕事は午前中に」という意味について、述べてみよう。

「人間の瞳孔《どうこう》（ひとみ＝カメラの絞りに相当）は、一日二四時間のうち、午前八時頃が、いちばん大きく開いている」ということだ。これはミュンヘン大学のドーリング博士が調べた『二四時間中の瞳孔の大きさの研究』ではっきりしている、という。

東大の医学部でも、このドーリング博士の調査をもとに教えている。

東大医学部の研究によると、副腎皮質ホルモンの分泌もピークは午前中という。この副腎皮質ホルモンというのは、体を加熱し心身をハッスルさせる燃料の役目をする。

だから、瞳孔はパッチリ、副腎皮質ホルモン大量分泌という午前中は、頭脳が生き生きして、いちばん冴えている時間帯というわけだ。

欧米の、特にビジネスエリートのスタイルに、「パワー・ブレックファースト」（仕事の打ち合わせをしながら朝食をとる。ブレックファースト・ミーティングともいう）というのがある。

これも脳（頭）が冴えた時間帯に、大事な打ち合わせをすませようという、賢い時間配分の一つなのである。

以前、世界最大の銀行といわれたアメリカのシティバンクの頭取が来日したとき、面談を申し込んだ日本の銀行トップたちが、「明日の朝六時から、ブレックファースト・ミーティングの時間ならとれますが……」と提案され、面喰らった話は有名だ。

午前の時間は、頭脳活性時間帯としては、まさにゴールデンタイムなのである。

精神的に負荷の大きな仕事は朝が似合う

以上のように、午前中は頭脳がもっとも明晰な判断力を発揮する「頭脳のゴールデンタイム」ということを知ったなら、前夜のうちに、翌日の午前中の時間の生かし方を考え、最適活用の時間戦術を組み立てるといい。

肉体作業の多くは、お昼頃から午後にかけて調子がピークになることが多い。だから、午前中に作業に精を出し、午後に会議をやるなんていうのは、決して賢い時間配分ではない。

わたしの場合、まる一日研修会を指導することも多いが、九時頃から始めて、午前中は休憩なしで一気に昼まで進めることが多い。脳の活力が充実しているからだ。

しかし午後になると、脳のエネルギーが減耗することを計算に入れて、こまめに休憩時間をとるようにしている。

さて、個人の脳力マネジメントでも、前夜から翌日のスケジュールを考え、寝る前の脳への仕込み段階から、賢い対応をしたいものだ。

わたしの場合は、書くのに骨の折れる原稿は、当然脳への負荷が大きいわけだから、なるべく午前中に書くことにしている。

出張先のホテルでは、資料が手元にない場合がほとんどだから、原稿書きは夜が多い。この場合、軽い内容の原稿にする。

負荷の大きな原稿は、おのずと自宅でということになる。

負荷の大きな原稿を書くときは、前夜の寝る前に必ず〝見出し〟を決めておく。ワープロなら、打ち込んで保存しておく。

こういう準備や打ち込みという作業が、脳みそへの事前の仕込みになるから、翌日午前の執筆がスムーズにスタートすることが多い。

大きく開いた瞳孔、たっぷり豊かな副腎皮質ホルモン。

活力あふれる脳力には、朝や午前中が似合うのである。

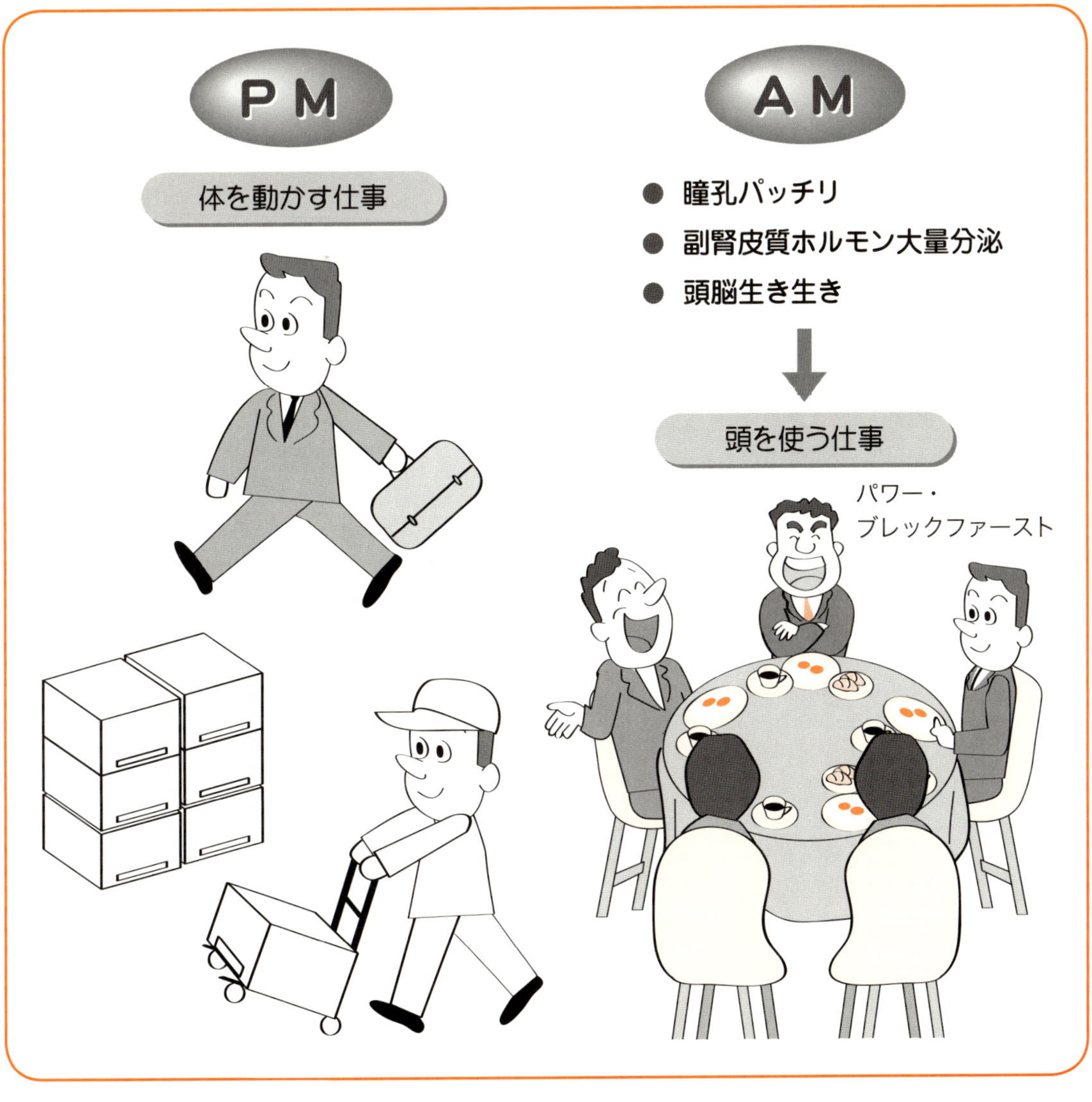

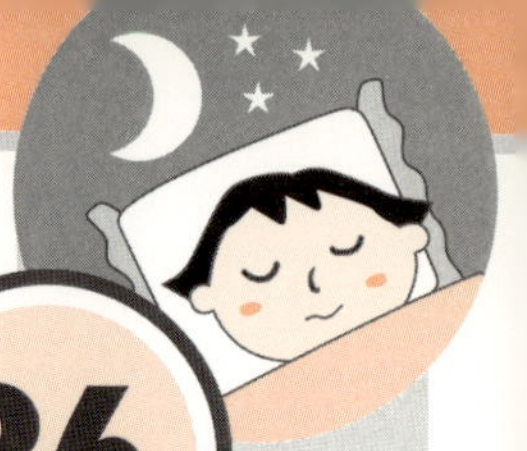

PART 5 寝る前の脳の仕込みが、切れ味のいい仕事で光る

36 前夜に、いい仕事をするイメージを描け

イメージには物事を実現する潜在力が潜む

「イメージを描く」というのは、右脳特有のもので、多角的に利用されている。

たとえば、自衛隊の実弾による射撃訓練。わたしは若い頃、陸上自衛官だった。

弾着管理班が管理する標的が、正面に上下に動いている。

射手は標的をしっかりねらう。呼吸を止め中央黒点に照準をあわせるが、同時に、命中したときのイメージを頭に描く。黒点にずばり命中し、弾の穴が抜ける。そんなイメージだ。

さらに大きく声に出して、弾着予告をする。

「弾着よこ~く、黒点めいちゅう~」

こうやって、しっかりイメージを描いて撃った場合と、何もせず照準をあわせて撃った場合、多くの弾着を集計すると、はっきりと違いが出るから不思議だ。

もちろんイメージ射撃が、命中精度が高いのである。

イメージといえば、クレー射撃でも似たような結果が出る。約二〇年近くもクレー射撃を楽しんだわたしは、射撃の前日に、室内でこんな練習をした。

室内の鴨居に照準をあわせ、鴨居に沿って銃身を右や左にサーッと動かす練習だ。クレー射撃では、空中を飛ぶクレーを追って銃身を動かすからだ。しかもふらついたらいけない。鴨居はその点、格好の練習ラインになるのだ。

もちろんイメージも描く。クレーの芯に命中し、クレーが土煙を四散するのだ。

こんな練習とイメージ映像を描いて本番に臨むと、そうでないときに比べて、命中率は必ず高くなったものだ。

イメージを管理する右脳の働きは、すごいの一語に尽きる。

わたしへの指名の多さは、イメージ戦術の結果だった

わたしの現職のスタートは、組織メンバーの一員としてコンサルタント活動を始めたことだ。当時の大事な仕事の一つに、「経営診断の結果報告会」というのがあった。

診断依頼会社に対して、数カ月をかけて調査した結果、経営上の問題点や今後の対策を、生産・財務・製品・営業・人事・労働組合・経営計画など経営全般にわたって、役員会の席上で報告し、今後の打ち合わせまでする、重要な、一種のエポック・イベントでもあった。

ここで問われるコンサルタント能力は、説得力のある報告ができることと、クライ

アントの質疑に対する的確な回答の仕方だった。

コンサルタントの身勝手な報告をしていると、「このコンサル、いったい何をいおうとしてるんだ！」と変な目で見られ、信頼を得るかわりに不信感を買い、相手の協力を得るかわりに離反されてしまうものである。

得意になって専門用語をしゃべりすぎたり、いたずらに難解な文章を羅列し、難解ないい方をしていると、相手は耳なんか傾けてくれないものだ。

だからわたしは、「明日は報告会だ」という前夜は、気持ちの中で報告のリハーサルをしたものだ。気持ちの中のリハーサルとは、イメージを描くということだ。

指名されたら、どう返事して立つか。目線はどこに向けるか。最初の第一語は、どんなことをしゃべるか。声の大きさは、強くスタートするか、静かに語るか。

問題点指摘は、ソフトに指摘するか、ストレートにいうか。

スーツの色は何がいいか。鞄がいいか、アタッシェケースがいいか。

こうやって、前夜に最善と思うイメージを描き、本番では、なるべくそのイメージどおりに行動するようにした。

話は飛ぶが、報告会が終わると、その翌月から担当コンサルタントがその企業に通い、指摘した問題点を解決する現場指導に切り替えるのである。その場合の担当者は、クライアントのコンサル指名を最優先したものだ。当たり前のことである。

わたしは現在、冗談ふうに当時のことをふり返り、「キャバレーの売れっ子ホステスと同じで、指名の多いコンサルタントほど忙しかった」と語る。実際がそうだったからだ。

自画自賛になるが、わたしへの指名の多さは自信につながり、その自信が独立自営への道を選ばせたと思っている。

その自信は、前夜のイメージ戦術から紡ぎ出されたと思っている。

いい仕事をしたけりゃ、上質のイメージを描くことだ。効き目は確かにありますぞ！

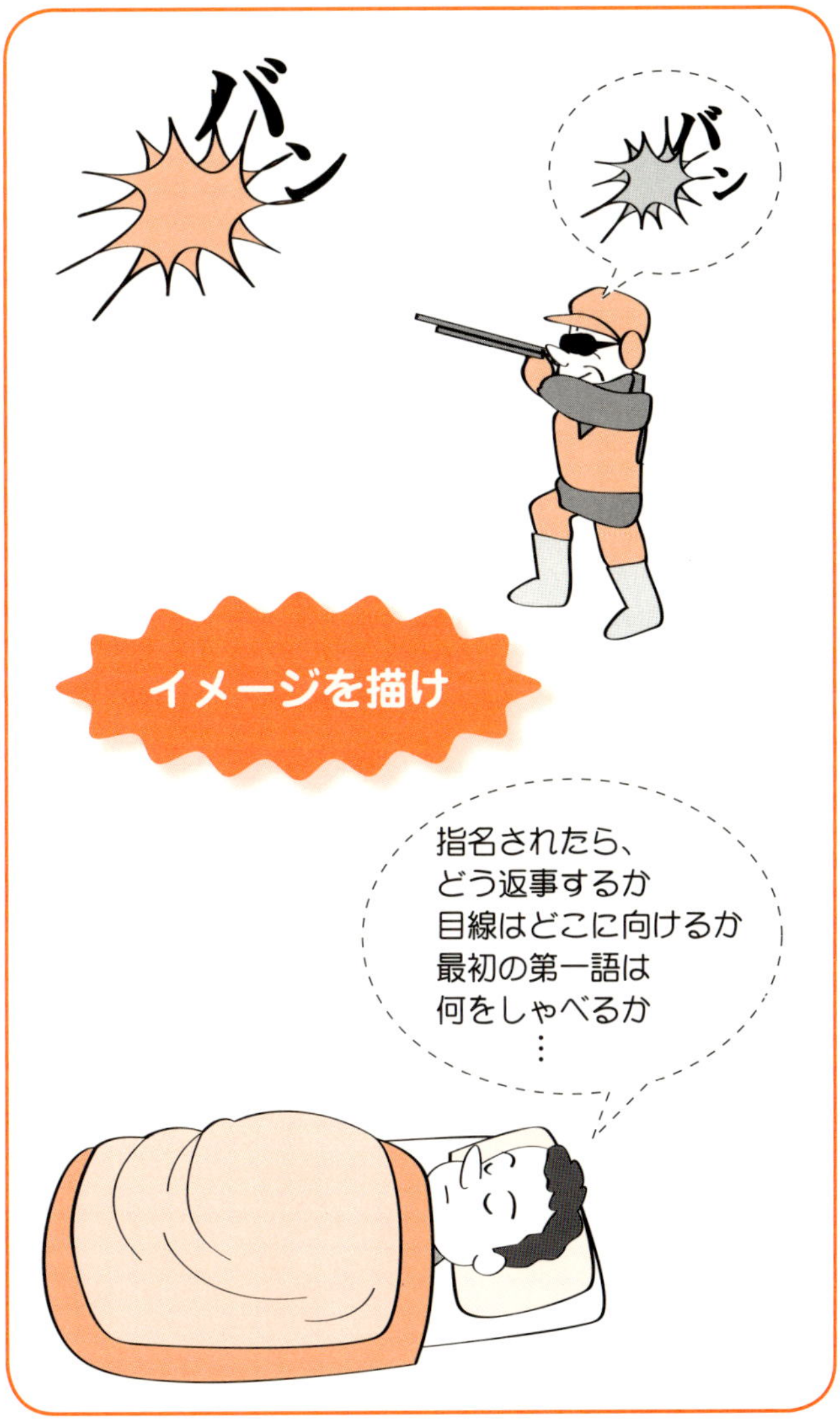
バーン
バーン
イメージを描け
指名されたら、
どう返事するか
目線はどこに向けるか
最初の第一語は
何をしゃべるか
…

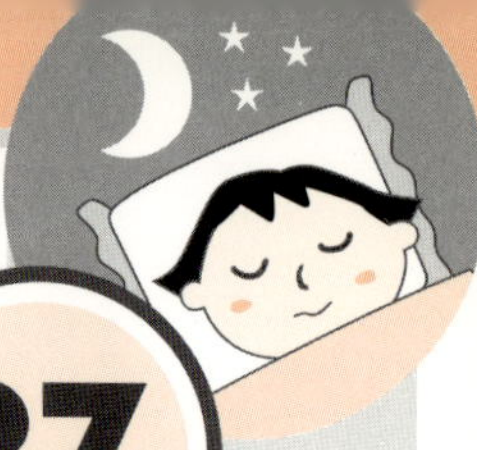

37 〝味の素〟と〝ソニー〟に見る、創造&独創思考の重要性

他人が見向きもしないことに挑む

味の素とソニーは、特に創業期において似ている点が多い。

それは、「他社がやらないことをやる。創造的というか、独創的なことをやる」という点が相似しているのだ。では、その相似点とは何か。

草創期の頃のソニー。

だれもやらなかったことをやる。モノマネを排し、独創的な技術のモノ創りをするという理念のもと一九四五年、たった八人の創業で苦難の坂を上り続けたのだった。

その結果、一九六八年のトリニトロンカラーテレビの開発を機に、その独創的な技術において、世界のソニーとしてワールドマーケットに躍り出たのである

こういう独創的な考え方というか信念において、ソニーと似ていたのが、一九〇八年当時の鈴木商店（現、味の素株式会社）だったのだ。

商品としての「味の素」が世に出るまでは、食べものの味を左右するものは、甘味、塩味、苦味、酸味の四原味である、という考え方が世の中を支配していた。

ところが当時、東京帝国大学の池田菊苗教授が、湯豆腐の底にコンブを敷くと、うま味が増すことから着想し、いわゆる第五の味〝うま味〟を突き止めたのだ。「グルタミン酸ソーダを主成分とする調味料」である。

この調味料の抽出技術を確立した池田教授は、多くの企業に向かって事業化を呼びかけたが、かつて存在しなかった〝うま味〟というものに、反応を示す企業はゼロだった。

未知の製品の商品化、だれも見たことも触ったこともない、もちろん味わった者もいないものを作ろう、という企業は皆無だったのである。

二代目の鈴木三郎助社長は、この池田教授の技術の話がもち込まれるや、「コンブが原料というのなら、うちは元々コンブ問屋じゃないか」ということで、「うちでやろう！」と決意したのだった。

しかしここでわたしが、特に書きたい人物は、三代目の三郎助社長のことだ。この三代目鈴木三郎助社長は、わたしたちにどんな〝脳みそ教訓〟を残してくれたのか。

若い感性は、日に夜を継いで脳に訴えた

当時、若い三郎（のちに三代目社長、三郎助を襲名）が、販売を担当した。まず三郎は、つけられていた商品名の「味精」に違和感を感じた。どうも薬品くさい。

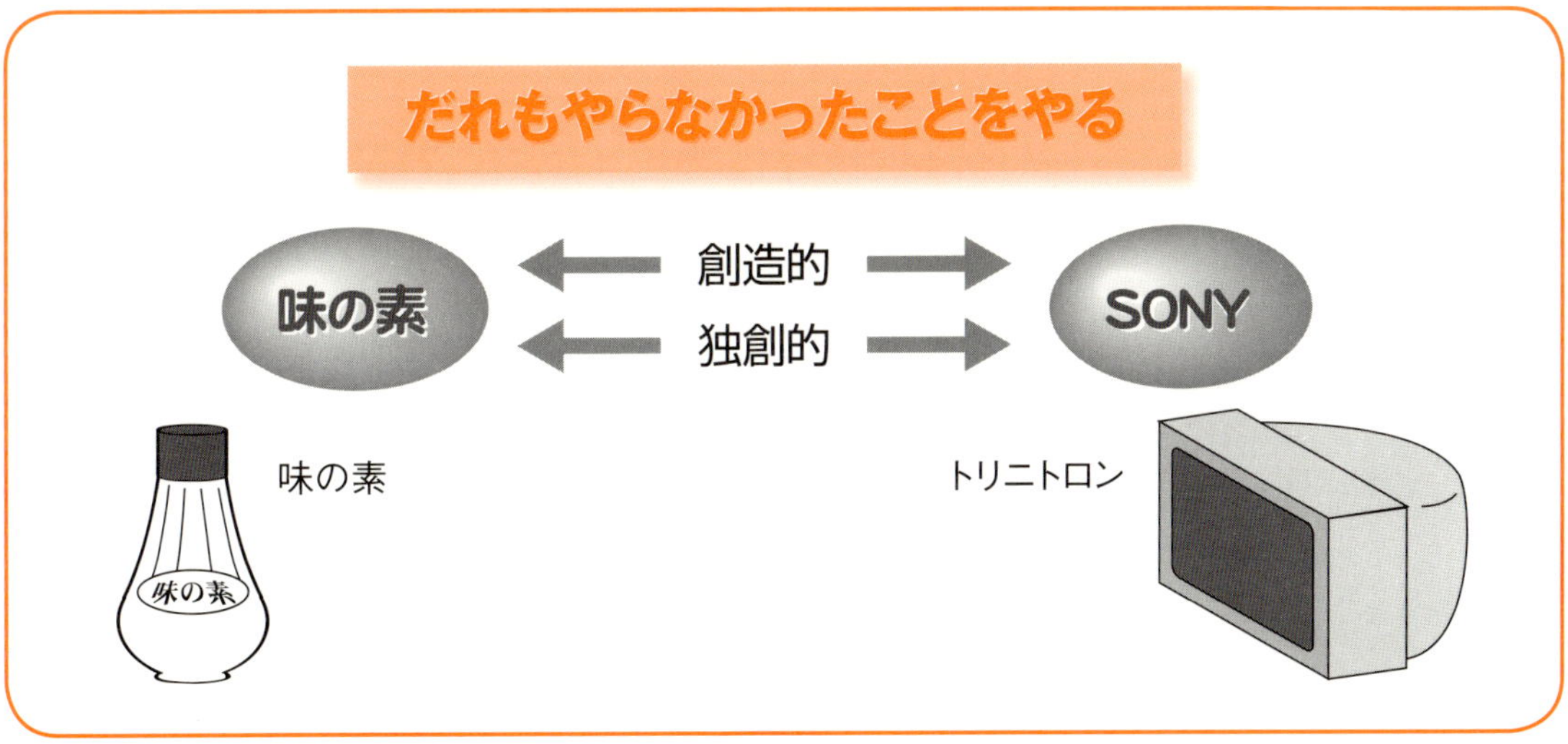

これを現在の「味の素」に変えたのも、この若い一八歳の三郎の感性だった。

製造開始の翌一九〇九年には、三郎は大々的な広告を新聞に出した。過去に例のない新商品だから、特に商品説明はキメ細かに羅列した。かっぽう着姿の女性のイラストの周りは、そういう宣伝文句でいっぱいになった。

だが効果は少ない。特に新聞広告費という大きな投資に対する効果、つまり費用対効果が小さいのである。

今度は三郎は、全国を巡回してPRする移動宣伝隊を組織した。いまでいう宣伝キャラバン隊だ。「味の素」と染め抜いた印半纏《しるしばんてん》を三郎率先して身につけ、全国各地を回った。

新聞社と組んで相撲の勝敗速報板も店の前に出し、集まった客にばっちり「味の素」をPRした。テレビなんかない時代、ラジオでさえ満足に普及していない頃だ。いまでいうスポンサーになるという感覚。当時は最先端を行く発想だった。

客の中には、かつてない〝うま味〟の成分ということで、耳かき一杯入れるという感覚がなく、ごっそり料理に入れて苦情が出たり、洗髪剤と間違えて頭髪を洗ったり、つぎからつぎへと頭の痛い問題が出てきて、とにかく販促は順調にはいかなかった。

その結果三郎は、こんなことも考えついた。それは三郎式にいえば「者《もの》方式」という方法だった。

医者、役者、記者などのオピニオンリーダーに、実物を配る。いまでいうサンプル商法だ。

あるいは、女学校の卒業記念に、「料理の本と味の素のセット」を贈ったりして、ちゃんと口コミ効果に着眼したのである。

口コミ方式などの言葉もない頃、顧客予備軍を開拓したりもしたのだった。

〝広告の鬼〟と呼ばれた、電通の吉田秀雄でさえ、こう語ったという。

「われわれ専門家でさえ、なかなか思いつかない独創的な販促法を、つぎからつぎへと企画し、果敢に実行する人で、関係者みんなが舌を巻いたものです」

もちろん三郎は、日に夜を継いで考えに考えた。毎晩寝る前には、必ず脳に仕込みをした。

「金のかかる広告でも、人のやらないことならやる。しかし同時に、金をかけずに効果を上げる方法も工夫してやる」とも三郎はいっていた。

38 未知のものに挑むには、右脳開発を先行させよ

「そういう前例がありますか?」という質問

商品開発や新販売ルートの開発の勉強会などで、新開発の提案をする。すると必ず飛び出す質問に、「そういう前例がありますか?」というのがある。

少なくともわたしの場合は、前例のないものを提案するので、そういうものはないというしかない。

ところが、前例のあることに安心し、前例のないことに不安を覚える人が多い。

池田教授が多くの企業に、〝うま味〟の成分抽出を呼びかけた際になんの反応もしなかった企業の中にも、前例のないことに不安を覚えた企業が多かったのではないだろうか。

前例のない製品開発に挑み、前例のない販促法を考案し、前例のない行動を起こし

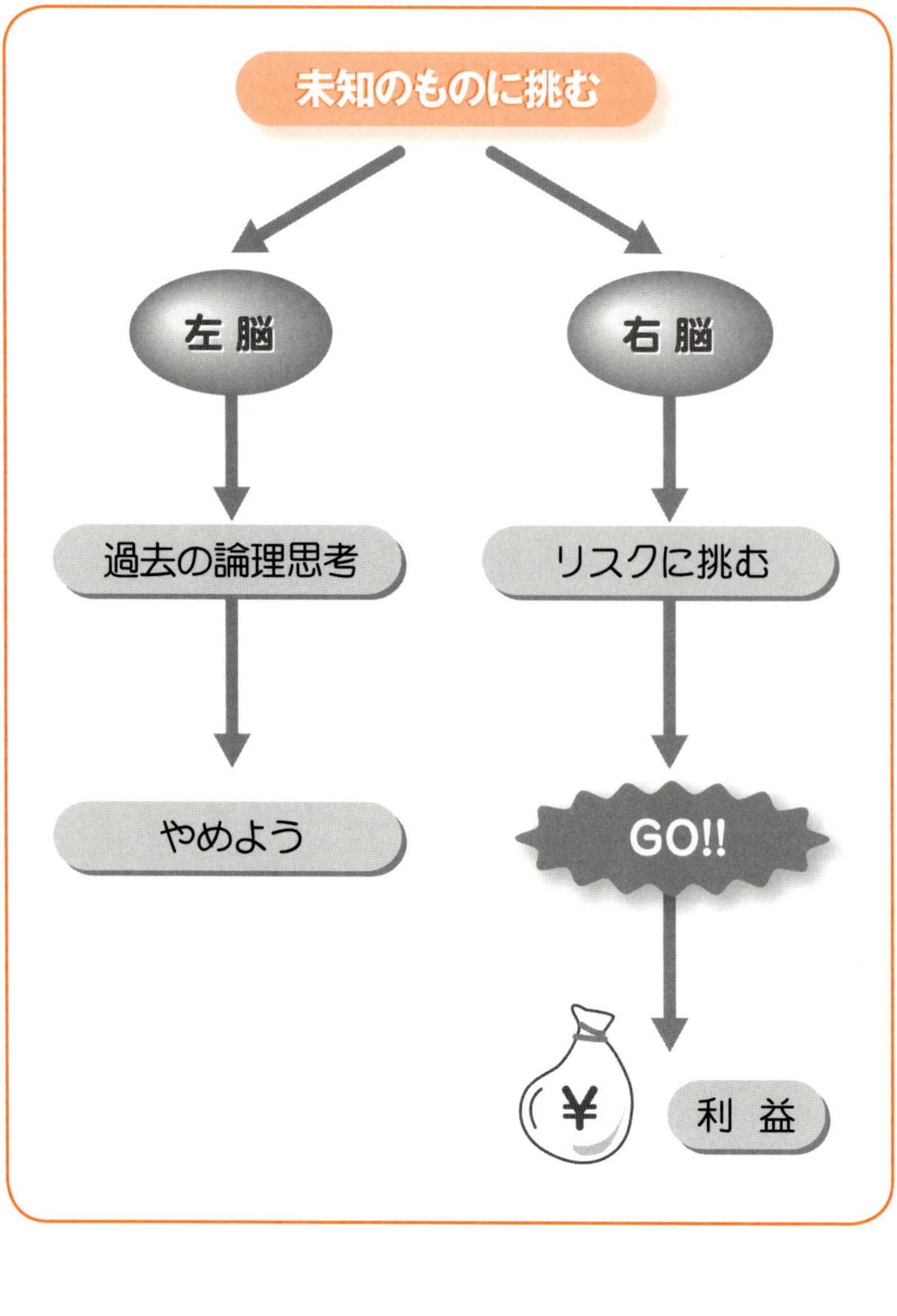

た三郎。

こういう前例なき未知の市場に挑むからこそ、開発者にのみ許される高い利益を手にする権利を手に入れることも可能なのだ。

未知に挑むのは、リスクに挑むこと

わたしが、「百貨店で使える包装機（包装センターで利用）を開発すれば売れる」と提案したときも、一年間は機械メーカーは耳も貸さなかったものだ。

相手の耳にタコができるくらいいい続けて、やっと重い腰をあげたら、案の定売れた。

現在は、外商部門がまとめてとる中元や歳暮商品の包装のため、この機械を包装センターに置かない百貨店はないのではないか。

未知のものに挑むには、右脳の開発をかなり先行させる必要があると、わたしは思っている。

未知に挑むのは、リスクに挑むことであるから、過去の論理思考力で物事を判断しようとする左脳型思考では、とてもゴーサインなんか出せないからだ。

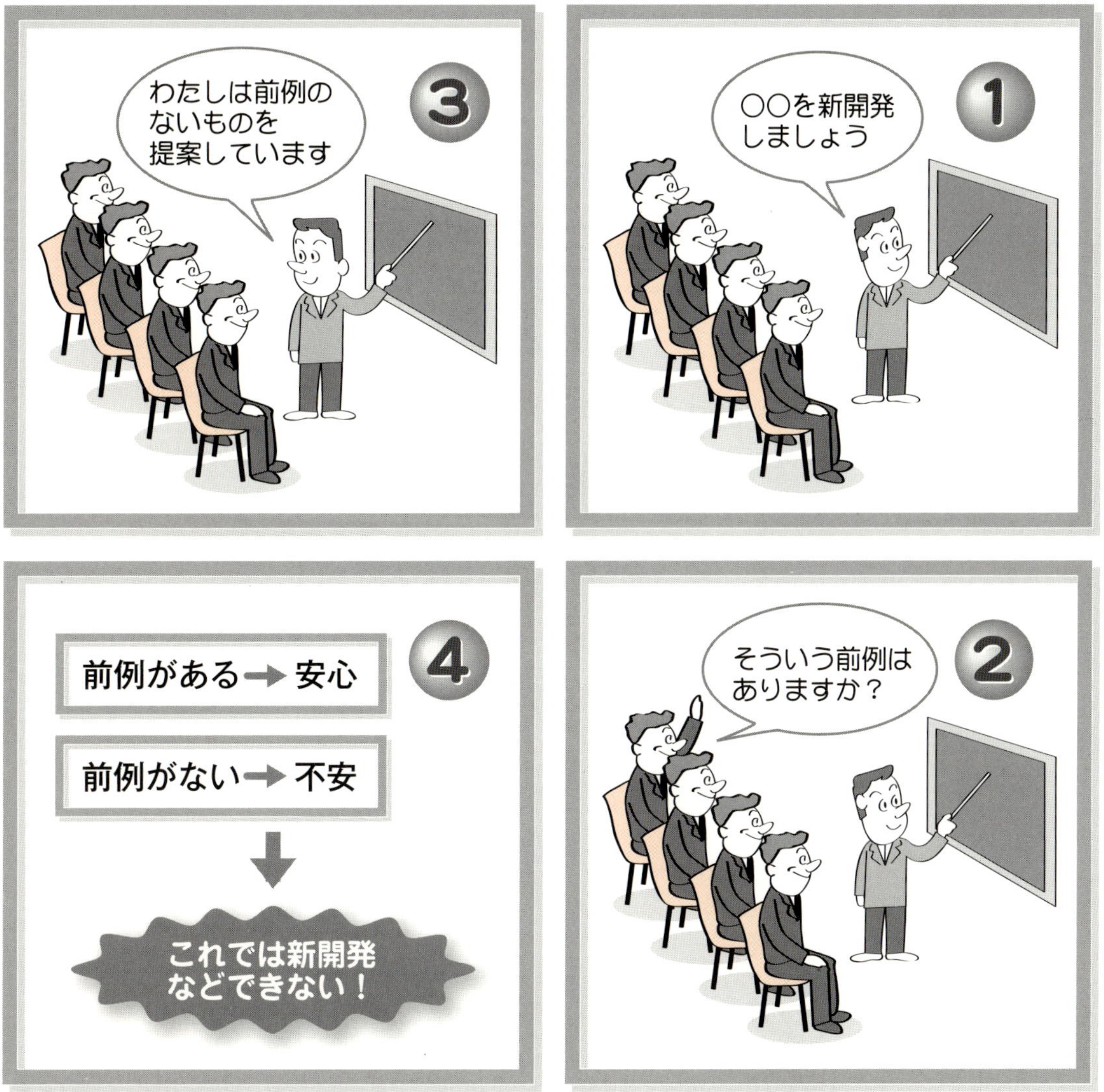
1
○○を新開発しましょう
2
そういう前例はありますか？
3
わたしは前例のないものを提案しています
4
前例がある→安心
前例がない→不安
これでは新開発などできない！

39 二宮尊徳になれば、人生の幸福門に立てる

地方経済の再建実践家

二宮尊徳は、若い頃は金次郎といって、わたしの年代は通っていた小学校で、薪《たきぎ》を背負った金次郎の銅像を毎日見ていたものだ。

この人は、もともと富裕な家に生まれたが、父の代に没落して、苦労の上に苦労を重ね、百姓をしながらわが家の経済再建に成功した人でもある。

この人の偉いところは、わが家の経済再建だけに努力したのではなく、地域の経済再建にも努力をし、オピニオンリーダーとして、多くの村民に強いプラス影響をもたらした点である。

経済的に破綻同様の村六〇〇余り、こういう村の再建にも実力を発揮し、地方経済の再建実践家でもあったのだ。

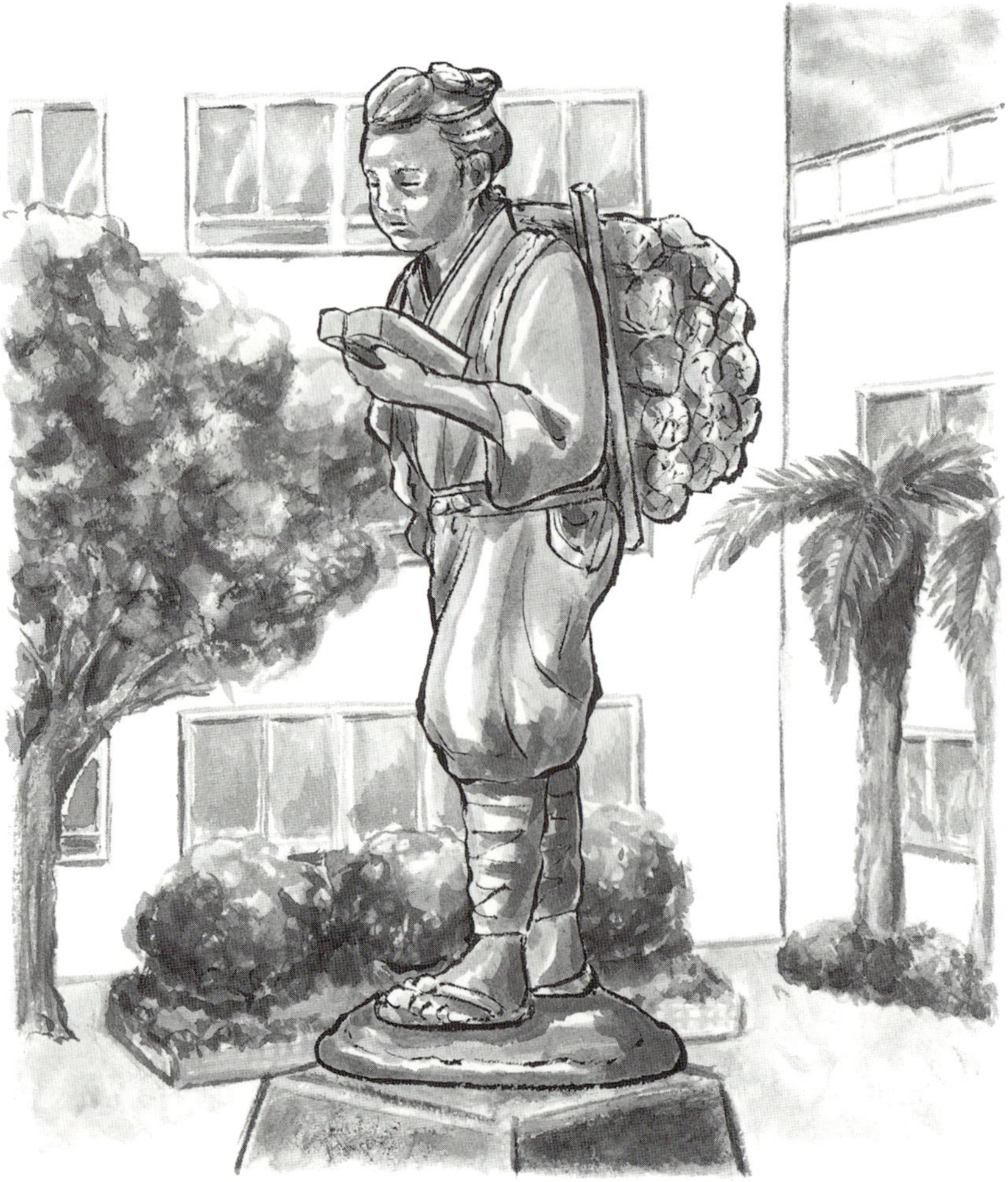

二宮尊徳像

最高の欲望と〝正大な大欲〟をもて

やがて金次郎は、尊徳と称するようになったが、こんなことをいっている。

「世人はみな、聖人は無欲と思えども、じつはしからず。その欲は大欲にして、その大は正大なり。賢人の欲はこれに次ぎ、さらに君子の欲はこれに次ぐ。凡夫のごときは、小欲中の小欲、そのもっとも小なるものなり。その小欲を正大に導くの術を聖道というべし」

現代という世相は、多様な小欲満足産業がわたしたちをぐるりと取り囲んでいる。パチンコ、パチスロ、ゲームセンター、個人用各種ゲーム機器、ケータイ、キャバクラ、マンガ喫茶、各種娯楽雑誌、ソープランドなど、数え上げればきりがないほどだ。

もし現代に尊徳師が生きていたら、きっと強い注意を促すに違いない。

「人間には息抜きも必要じゃ。しかしな、息抜きと、小欲を満足させることにのめり込むのとは話は別じゃ。現代はそういう人間が増えすぎている。

こんなことでは人生の幸福を、わがものにするなどは、夢のまた夢じゃ……」

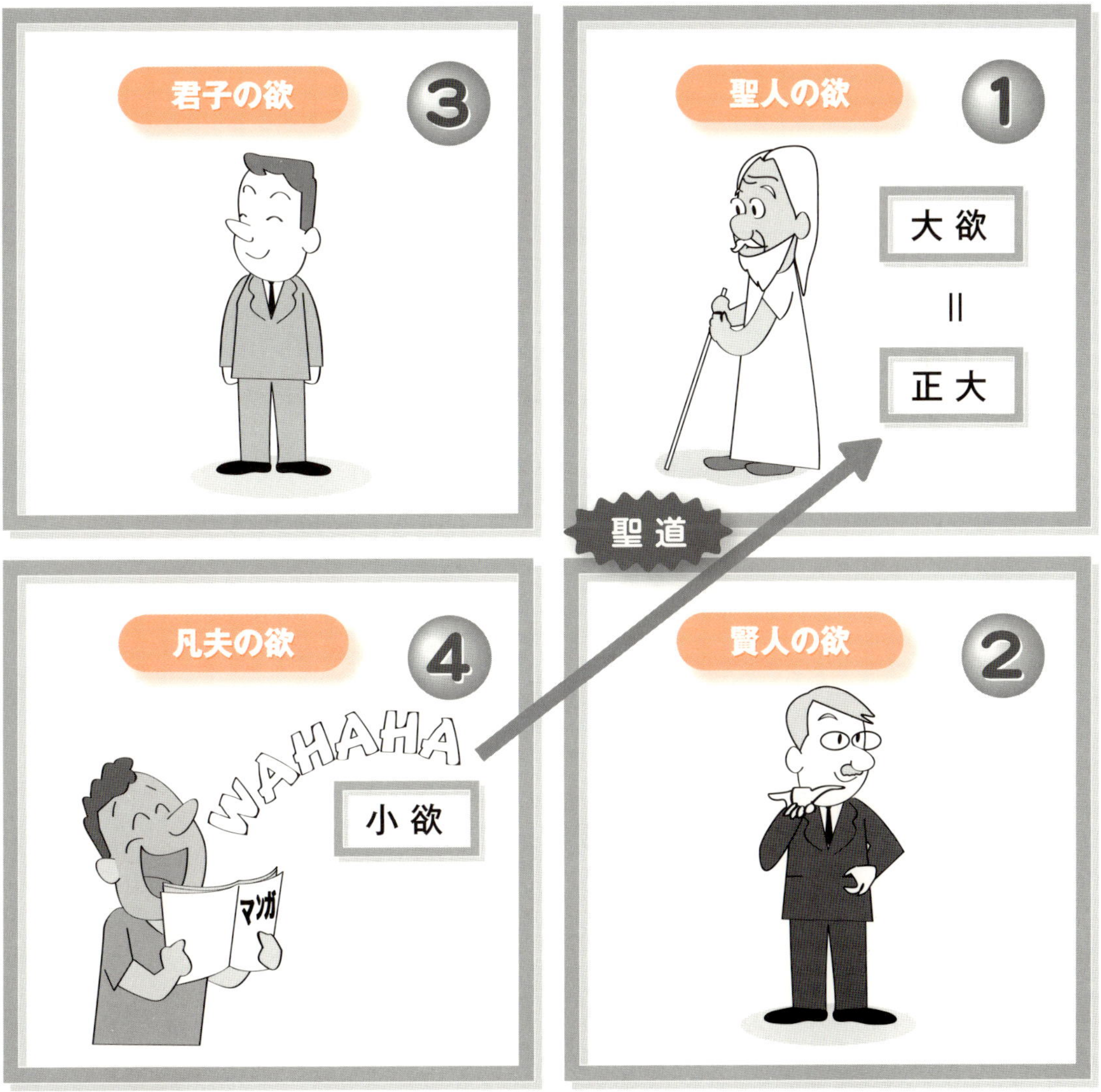
1
聖人の欲
大欲
=
正大
2
賢人の欲
3
君子の欲
4
凡夫の欲
WAHAHA
小欲
マンガ
聖道

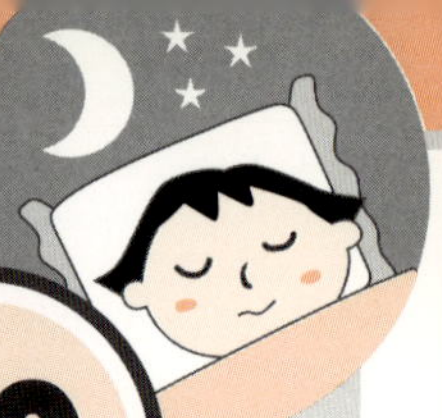

40

PART 6

寝る前の強い願望が、実現力の切り札になる

KFCのサクセスストーリーから学ぶもの

環境の変化という不運がきっかけ

そこで、どうすればわたしたち凡人が〝正大な大欲〟をもてるか、ということが問題だ。

どんなことにもきっかけというものがある。正大な大欲を抱くきっかけもあるはずだ。

そんなサクセスストーリーを、世界的視点で紹介しよう。

いま街のあちこちで、こんな老紳士を見かける。

真っ白なあごひげをたくわえ、体を真っ白なスーツで格好よく包んだ人だ。

お察しのとおり、ケンタッキー・フライド・チキン（ＫＦＣ）の看板紳士だ。

あの人がＫＦＣの創業者で、その名をカーネル・サンダース。

このサンダースさんは、ケンタッキー州で、ガソリンスタンドにドライブインを併設して経営していた。この店で特に客の評判がよかったのが、圧力釜を利用してチキンを短時間で揚げた料理だった。

欲しいときにすぐに食べられ、しかもうまいというのは、旅の途中である客にとって、いいことずくめの満足条件だったのである。

そんなわけで大いに繁盛していた店だが、そこに突如として大きな障害が発生した。なんと、新しい道路計画が実行されることになったというのだ。

もし計画どおりなら、店は新しい交差点から大きく離れてしまい、車が寄ることが困難な店となり、打撃を受けることが目に見えていたのである。

もしやという希望も空しく、ついに新道路計画は実行に移され、予想どおりサンダースレストランは、閉鎖という現実に直面することになった。

ときに一九五六年だった。

六八歳の起業で世界的な大成功

このときサンダースさんは、もう六六歳になっていた。六〇歳定年制の多いわが国なら、さしずめ年金暮らしに移るリタイア年齢だ。

ところがサンダースさんは違っていた。

二年後には、車二台に圧力釜とチキンなどの原料を積み込み、なんと、フライドチキンの移動販売に出発したのだった。サンダースさん、起業時の年齢はなんと六八歳であった。

ほかのドライブインなどを回り、売り上げの何パーセントをいただけば結構、おたくのお客さんたちに売らせてくれと頼み込み、セールスをして回ったのである。

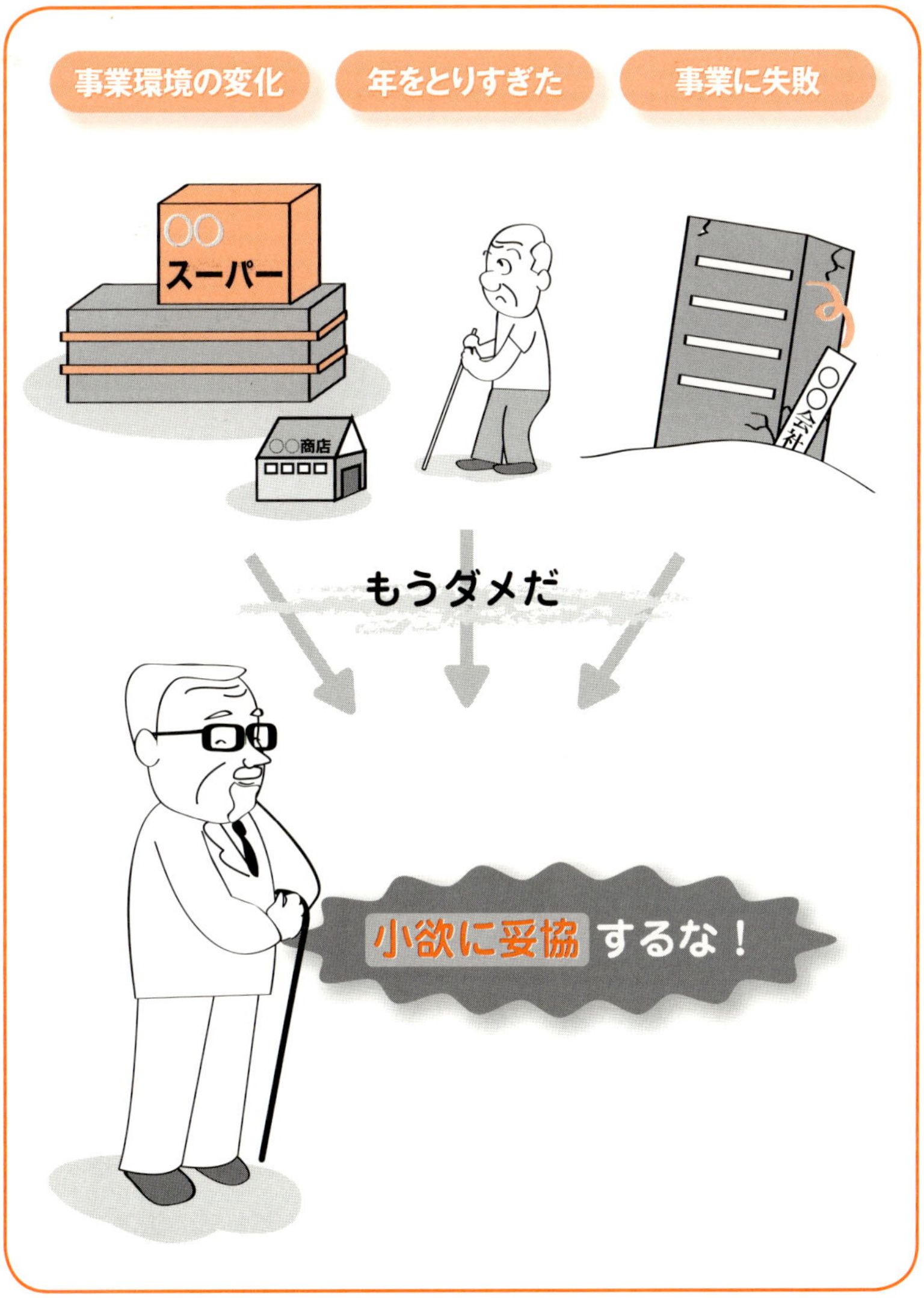
事業環境の変化
年をとりすぎた
事業に失敗
○○
スーパー
○○商店
○○会社
もうダメだ
小欲に妥協するな！

〝情熱人生〟を求めよ

これこそ、ＫＦＣの最初のビジネス、決意のビジネスだったのである。

国こそ違え二宮尊徳が教える〝正大なる大欲〟は、サンダースさんにもあったのだ。

サンダースさんだって人間。不死鳥でもないし不老の巨人でもない。

サンダースさんは、六六歳で商売がダメになった。六八歳の再起まで二年間のブランクがあった。その間は悩み続けたという。毎晩のように、「このまま自分は老いていくのか」と、人生の不運を痛感しながら、なんの解決策も明るい希望も思い浮かばなかったという。

ところがある夜、サンダースさんは決意したという。

「じっとして売れないのなら、動いてキャラバン（デモ）販売だ。このフライド技術をこのまま腐らせるわけにはいかない」

もちろん長年の経験から得た、原料のチキンは生後六〜七週間、一・二キロ前後のもの、というようなノウハウもモノをいったそうだ。

事業に失敗する。年をとりすぎたと思う。事業環境の変化が障害になる。

このような立場に追い込まれると、もうダメだとか、何もそこまでせんでも、という気持ちに襲われ気持ちが萎える人は少なくない。尊徳が排する小欲に妥協してしまうのだ。

しかし、「それでは、凡夫の小欲と同じでは？」と、海外からも声をかけたのが、このサンダースさんだった、というわけだ。

あなたは、この話で何か感じるだろうか。なぜか血が騒ぐようだ、とでも感じるなら、あなたの前にも新しい〝情熱人生道〟が、広がる可能性がありますぞ。

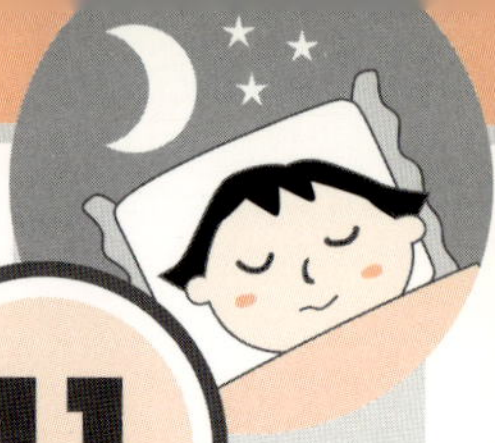

41 吐息に色がつく生き方は、絶対タブーだ

吐息の色は精神状態で異なる

アメリカの心理学者、エルマー・ゲイツ博士は、こんな実験をしたという。

まず、被験者の吐息を、液体空気で冷やしたガラス管の中に吹き込んでもらった。すると、微量ながら沈殿物がたまる。ところがこの沈殿物が、被験者の精神状態によって違ったそうだ。

①精神が安定し、前向きな考え方をしている人は……無色
②怒ったり、イライラしている人は……茶色
③苦悩や迷いで、精神が不安定な人は……灰色
④後悔したり、過去を悔やむ思いの強い人は……赤色

しかも、これに加えて、こんな驚くべき実験結果も出たという。

博士は、怒りっぽい人の茶色の沈殿物をネズミに注射した。すると博士自身も驚愕した結果が現れたというのである。

なんとわずか数分後には、そのネズミは死んでしまったというのだ。

わたしはこの実験の様子を資料で読みながら、こんな場面を思い出した。

東京のお茶の水に、空調設備の会社があった（現在は破綻）。

ある日、社長から連絡があり、「専務の件でご相談したい」ということだ。

こんな相談内容だったのを、昨日のことのように覚えている。

「個人としての営業の腕は抜群です。だから専務にまでしました。

ところが、あまりに短気で怒りっぽい。部下を怒鳴る声は、このビルの廊下全体に響き渡ります。それが毎日の日課になっている。本人に個別指導をしてほしい」

その後のいきさつはここでは省くが、この専務は、三年ほどしてガンで亡くなった。

この専務の吐息こそ、茶色だったのではなかろうか。

先のゲイツ博士の研究の話に戻ろう。

わたしの高校時代の学友で、早々と死に急ぎしたような人の中にも、この実験結果を裏づけるような人は少なくない。

怒りっぽいとか、イライラしやすいとか、精神が不安定な人というのは、「自分の中に自分の寿命すら縮める自爆剤を作り出す」という考え方が裏づけられるのだ。

吐息は無色がいい

創業経営者の中には、苦労の上に苦労を重ねた人は多い。

松下電器産業の創業者、松下幸之助さんは、肺浸潤《しんじゅん》に侵されながらも、医者にも行けず電力会社の工事人として働いた。

東洋サッシという会社を興した潮田健次郎という人は、借金取りに頭を下げ続け、畳の目の痕が眉間に残った時期もあった。

木下工務店を興した木下長志という人は、事業に失敗した若い頃、田んぼの中にテントを張って暮らしたこともある。雨の降る日は、傘を指して野外で用を足したという。

こういう大変な経験をし、精神的なプレッシャー、つまり大変なストレスに襲われながらもやがて成功し、元気な天寿の人生を送ることができたのは、なぜなのか。

それは、そういうストレスの何十倍も、いや何百倍も何千倍も、「負けるものか、必ず成功させるぞ！」という、食らいついたら離れないようなアグレッシブパワーで、目標を追求したからであろう。きっとそうだ、とわたしは思っている。

だからこういう人たちの吐息を集めても、無色であったはずだ。

わたしはこの本のはじめに、「わたしもきっと、ガンにかかるワ。母も姉もガンで逝ったから……」と、語る女性のことを紹介している。

こんな女性の吐息こそ、きっと茶色とか灰色になって沈殿するのではなかろうか。

わたし自身にもストレスはある。なかなか眠れないこともある。しかしそういうネガティブ（被害者意識）思考は長続きしない。

これは、とてもいいことではないかと思っている。

あれこれと考え悩んだり、またはイライラするより、「さあ、この問題をどう前向きに処理するか？」というように考えるほうが楽しい。

また、そう努めなければ知恵もわかないはずだ。

だからわたしも、還暦を機会に富士山に登ったのだ。

そういう意味で、寝るときになって、あれこれ心配したり、出口の見えない問題に気を奪われたりして、悶々と悩むということは、百害あって一利なしと考えるほうがいい。

ところであなたの吐息は無色だろうか、それとも何か色がついているのだろうか。

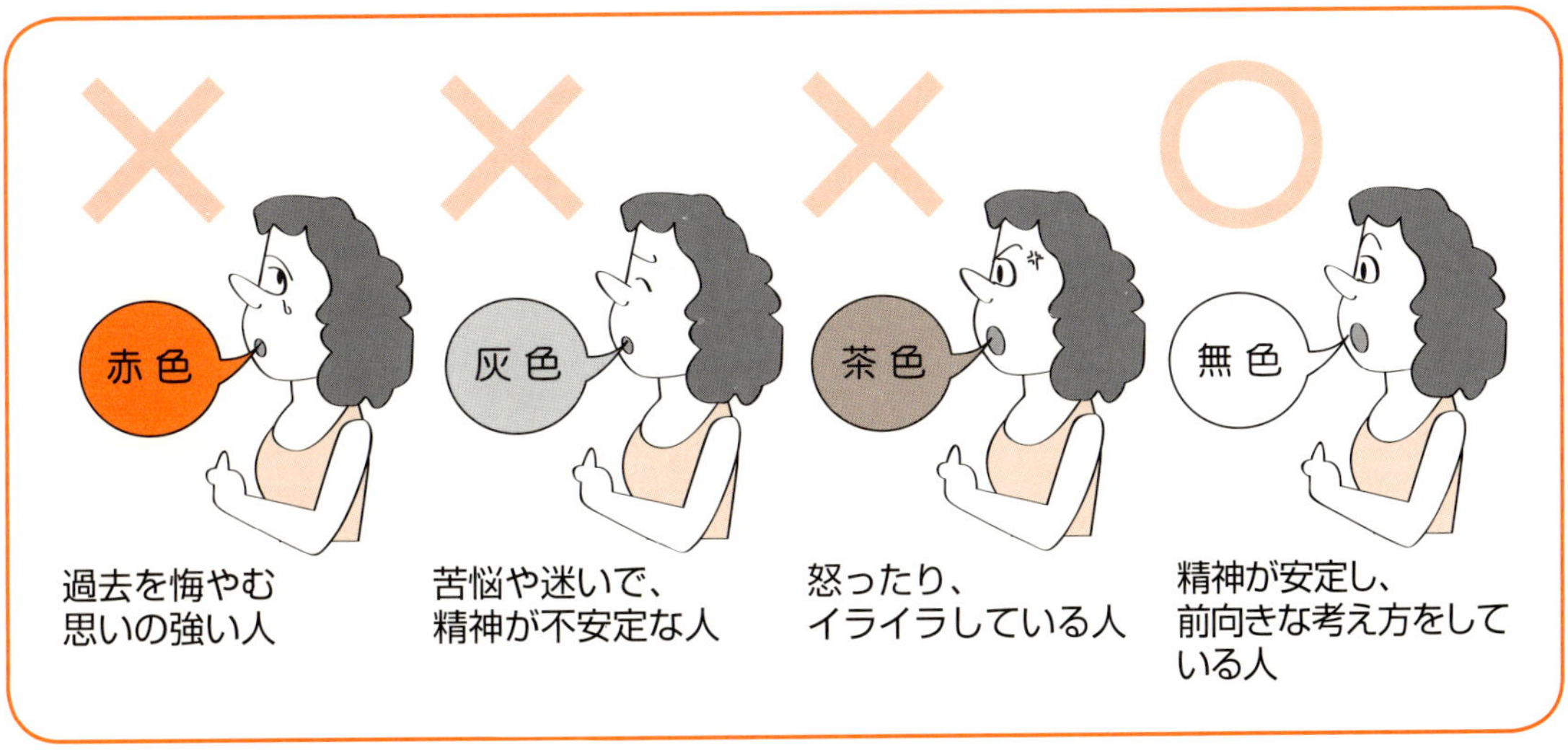
赤色
過去を悔やむ思いの強い人
灰色
苦悩や迷いで、精神が不安定な人
茶色
怒ったり、イライラしている人
無色
精神が安定し、前向きな考え方をしている人

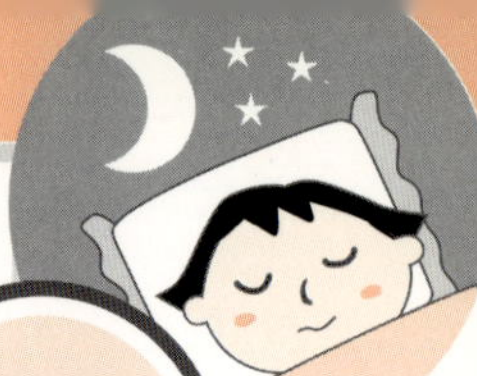

42 障害物のない人生なんて、あるわけがない

障害を乗り越えた有名人

自分の人生航路において、行く手になんの障害物も立ちはだからない人生など、あるのだろうか。わたしはないと思う。

一見、順風満帆《まんぱん》と思われる世界的な有名人も、いろんな障害物を乗り越えた。

ドイツの作曲家ワーグナーは、ニコライ中高等学校では、落第した経験もある。

ノーベル賞学者のボッシュ博士（ドイツ）は、卒業試験が大嫌いで、九年制の中高等学校を中退している。

「ピタゴラスの定理もわからないのでは、勉強もおもしろくなかった」と、のちに本人は語っているほどだ。

発明王の名をほしいままにしたエジソンでさえ、少年の頃、担任の先生から「きみの頭の中は、カラッポだね」といわれたほどだった。

ダイナマイトの発明者であり、ノーベル賞でも知られるノーベル（スウェーデン）は、父親の破産で税務署の台帳に、「生活保護家庭」と記入されていた家庭の出身でもある。

失敗につぐ失敗だったリンカーン

アメリカ歴代の大統領で、「知っている人は？」と質問すると、ブッシュやニクソンの名はいえない人でも、リンカーン（第一六代）の名をいえない人はいない。

そのリンカーンは、こんなに多くの障害に出遭っている。

①二四歳のとき、イリノイ州議会議員に立候補して落選。
②二六歳のとき事業に失敗、破産状態。
③二九歳のときは、州議会議長に立候補して落選。
④三一歳のときは、大統領指名委員に落選。
⑤三四歳からの五年間に、下院議員に三回立候補して落選。
⑥四一歳で下院議員に立候補して落選。
⑦四七歳で副大統領に立候補して落選。
⑧四九歳でイリノイ州知事に立候補して落選。

この経歴を見て、あなたはどう思うだろうか。失敗につぐ失敗という、ドロにまみれた経歴ではないか。

しかし彼はついに、五一歳のとき、宿願の大統領になったのである。

失敗はだれにでもある。こんなとき、次に述べる「水五則」が役に立つ。

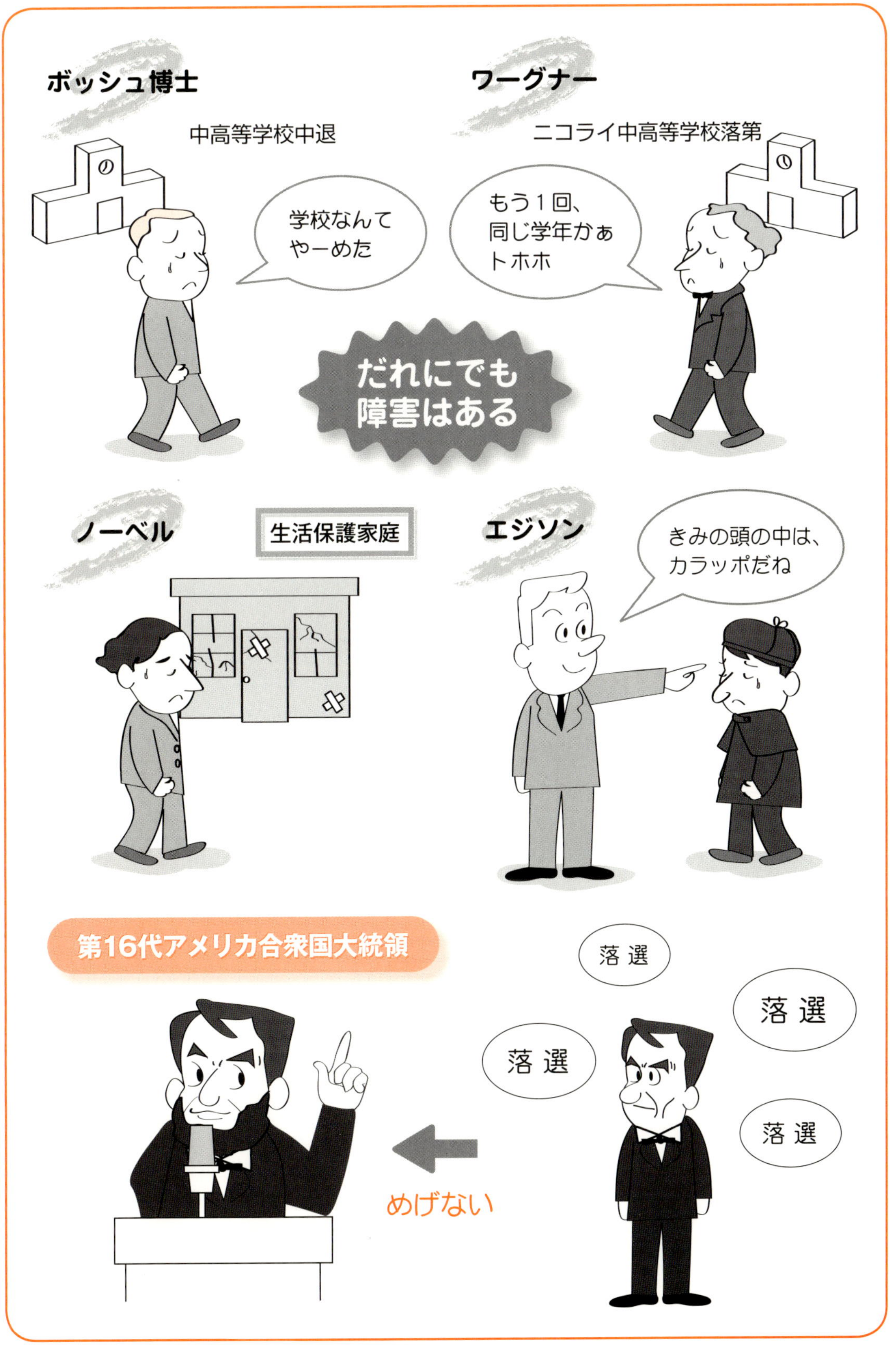
ボッシュ博士
中高等学校中退
学校なんて
やーめた
ワーグナー
ニコライ中高等学校落第
もう１回、
同じ学年かぁ
トホホ
だれにでも
障害はある
ノーベル
生活保護家庭
エジソン
きみの頭の中は、
カラッポだね
第16代アメリカ合衆国大統領
落 選
落 選
落 選
落 選
めげない

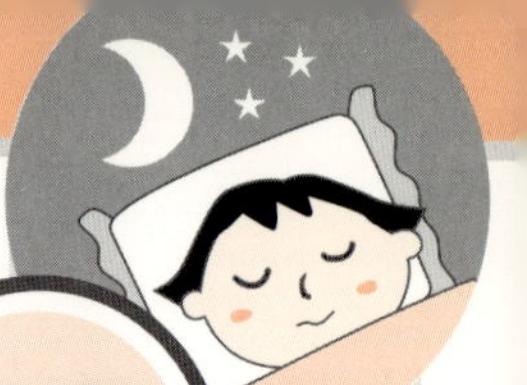

43 「水五則」がわたしの障害突破エネルギー

人生とは、アクシデントとの出合い

何も問題がないとき、会社の部課長たちの能力差は、ほとんど目立つことはない。

しかしいざ、大きなクレームが舞い込むとか、自動車メーカーM社のような問題が発生すると、その対応や処理の仕方で、いっぺんに能力がわかるものだ。

いわゆる、例外管理能力とか、例外処理能力と呼ばれるものだ。

個人の問題にしても同じだ。新聞記事やテレビ報道の中には、同情を誘われる哀れなものもある。亭主が失業し妻が病弱、人生に希望を失い自殺というのもそうだ。

欠陥住宅を引き渡され、業者とテンヤワンヤのゴタゴタ続き、というのもそうだ。

人生とは、アクシデント（予想不可能な事件）との出遭いでもある。

だから目の前に立ちはだかった問題の乗り越え方を見ていると、問題への対応のヘタな人ほど、たった一案に関心が集中している場合が多い。第二案がないのである。

わたしの個人的な問題で恐縮だが、高校生の頃、言葉がうまく出ない吃音《きつおん》に悩んでいた。

ある人がこの悩みに対して、「無理に話そうとするな。自分は聞き上手と思え」と教えてくれた。

「そうか聞き上手か！」と、ホッとしたものだ。

よく人の話に耳を傾けたからこそ、いままで多くの本が書けたのかもしれない。

「水五則」とは？

女流作家の田中澄江さんが健在の頃、自著にこう書いている。

「のんきなわたしは、人間に死のあることは知っていたが、その前に老いるという状況のあることに、あまり実感がなかった」

これが田中先生、八七歳のときの実感なのだ。なかなかすばらしい実感ではないか。

わたしの場合は、のんきがダブっているせいか、イヤなこと、過去の失敗にこだわること、暗い思い出に縛られること、そういうことに、長く気持ちを執着させることが大の苦手である。

明日にはなんとかなるさ。そんな思いで全力前進する、という調子である。

そんな一日を終わり、深夜のベッドで目を閉じると、わたしの耳にはノクターン（夜想曲）のメロディが注ぎ込まれ、今日一日の疲労回復剤となる。

同時にその時間になると、わたしが大事にしている座右の銘「水五則」も、障害突破のエネルギーとして、わたしの全身に広がるのである。

①みずから活動して、他を動かしむるは、水なり。

②つねに己《おのれ》の進路を求めてやまざるは、水なり。

③障害に遭《あ》っては、さらにその勢力を百倍し得るは、水なり。

④みずから潔《いさぎよ》くして他の汚濁《おだく》を洗い、清濁併せ容《い》るる量（はかり＝度量）あるは、水なり。

⑤洋々として大海を満たし、発しては霧となり、雨雲と変じ、霞《かすみ》と化す。凍っては玲瓏《れいろう》たる鏡となり、しかもその性を失わざるは、水なり。

（黒田官兵衛の作とか、中国の王陽明の作ともいわれるが、確かなことはわからない）

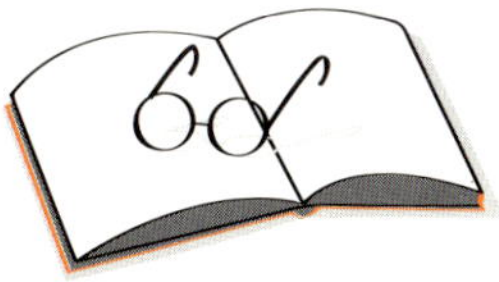

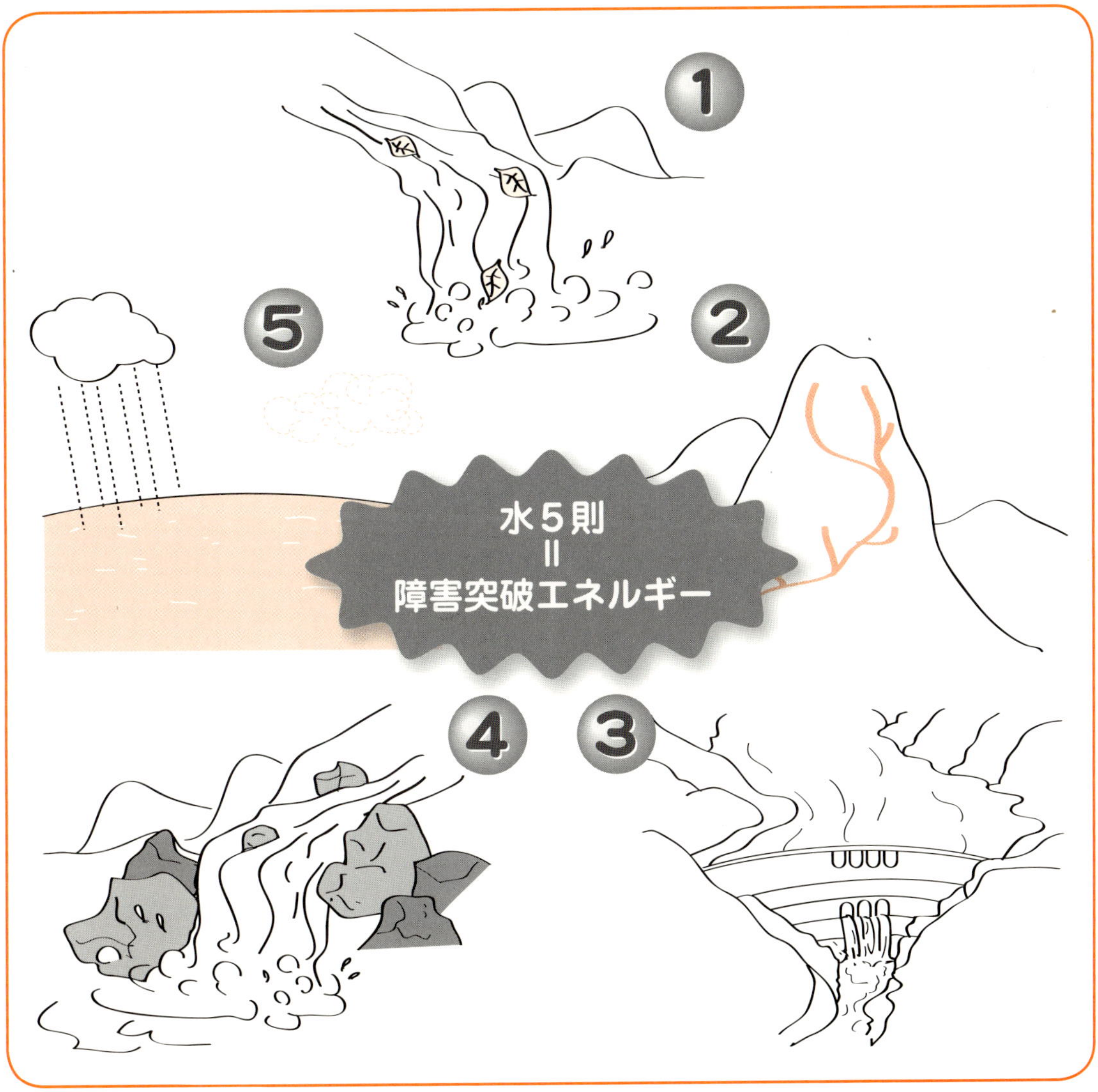

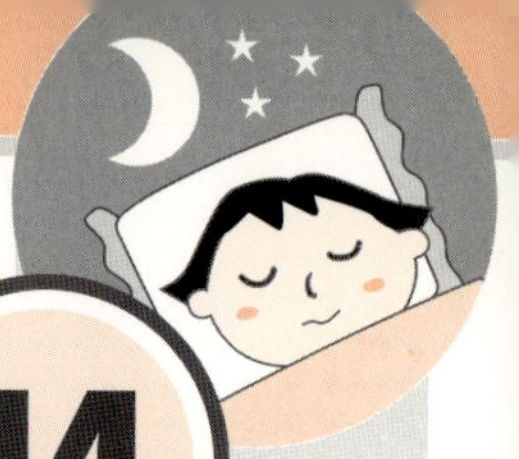

44 「売るものは自分自身」という自覚

独立自営への道を歩む人の心構え

人生とは、自分が役者として演じる舞台である、とわたしは思う。

最近では、安定した収入を得て、安定した会社に職を得て、特に不満もないようなのに、一時減収になるのを覚悟の上で辞め、独立自営への道を歩む人が目立つようになった。

そういう人に、「なぜ会社まで辞めて?」と尋ねると、だいたいこんな返事が返ってくる。

「いままで生きてきた人生舞台は、会社という脚本家がいて、会社という監督により演技づけされたものでした。しかしそれでは、生き甲斐というか、生きる充実感という面で、ずっと胸の中にぽっかり空洞ができていました。

これからの人生は、自分で書いた脚本による舞台に、監督兼役者として出演したいと思いましてね。

しかしヘタな脚本を書くと、自分にしっぺ返しがきますから、かえって息は抜けませんけど。しかし、それこそ生きがいですよね……」

「売るものは自分自身」

ところで、「わたしは個人商店ですから……」と冗談をいう芸能人の中には、サラリーマンと同じ年齢なのに、単に見かけだけでなく、とても若くて柔軟発想の人が多いようだ。

わたしも何度かテレビで、芸能界の人たちと一緒に仕事をしたことがあるが、その思いを強くした。

なぜだろうか。

サラリーマンの多くは、「売るものは、会社の製品」、「売るものは、会社の商品」、「売るものは、会社のサービスやシステム」と考える人が、圧倒的に多いようだ。

ところが役者や俳優、そして歌手たちは、「売るものは自分自身」なのだ。

この違いは、両者の意識や行動に、圧倒的な違いをもたらすと思う。

芸能人の厳しい自己管理

自己管理に対する態度は、サラリーマンの比ではない人が少なくない。

たとえば森繁久彌さんが、ミュージカルの『屋根の上のバイオリン弾き』を、何百日も長期公演していた頃、大好物のさしみは絶対口にしなかった。生ものだから、もし食中毒にでもかかり、出演に穴をあけるようなことになったら、周りに大変な迷惑

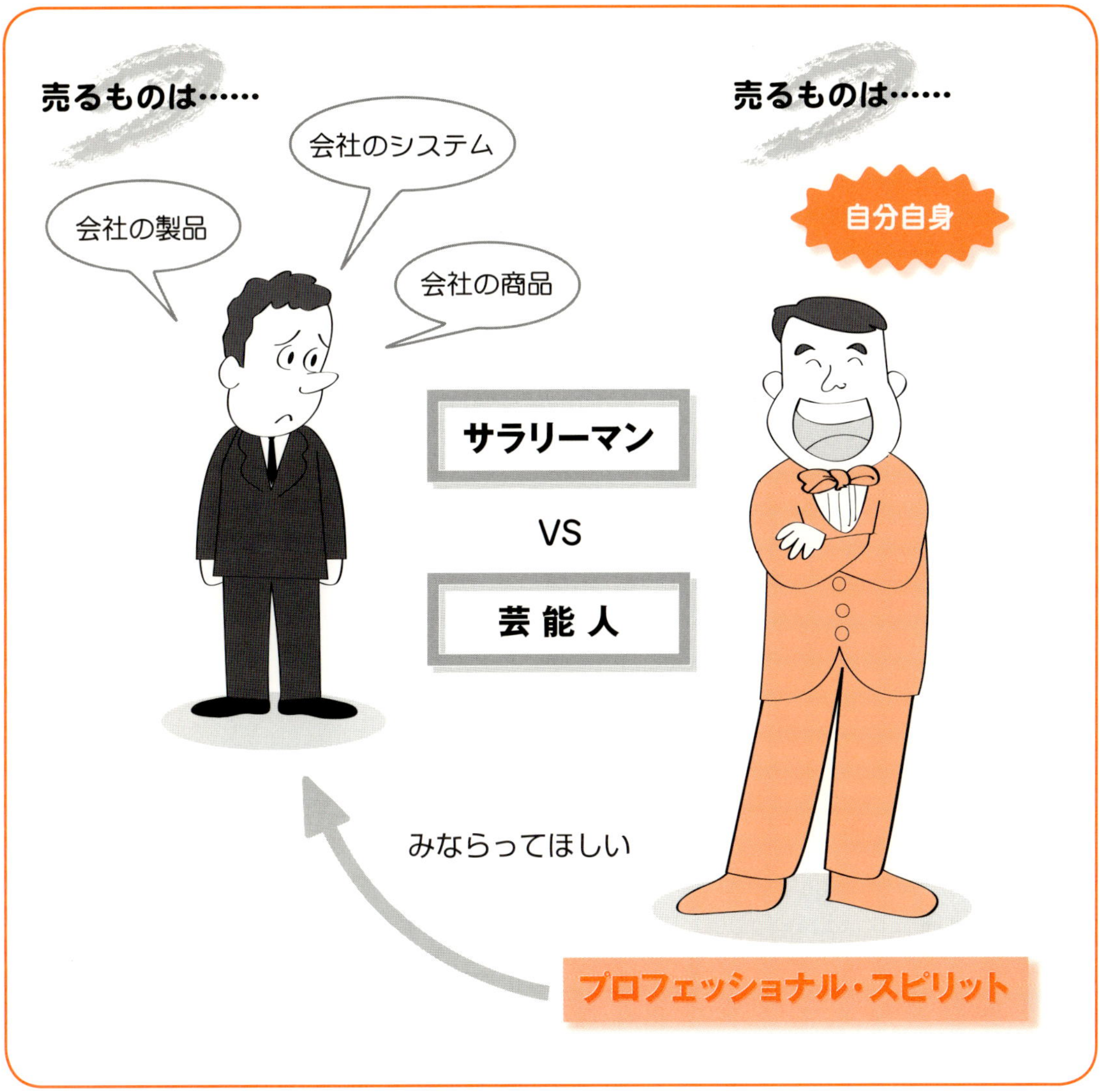

をかけるからだ。

八〇代も半ばに達していながら、元気なワンマンショーまでやる田端義夫さんの場合は、自宅でエアコンは使わない。人工による乾燥した空気で、声帯を傷《いた》める恐れがあるからだ。

亡くなった高峰三枝子さんの場合は、徹底した自己管理の結果、真夏で首から下は汗びっしょりでも、顔には一滴の汗もかかない人だった。

撮影途中で汗で化粧崩れになると、それこそ撮影スケジュールまで狂うからである。

美空ひばりさんは東京ドームの控え室に、宇野重吉さんは旅先の舞台控え室に、それぞれベッドをもち込み、一幕の舞台が終わるたびに倒れ込むようにして体を横たえながら、客にはなんの違和感も与えず立派に公演をすませたものだ。

自己管理の極致というか、自分という商品の価値を完全なものにして売ろうとする、過激なまでのプロフェッショナル・スピリットではないか。

サラリーマンの世界には、こんな話はゼロとはいわないが、ゼロに近いようだ。

45 人生舞台の脚本も、脳で発酵させよう

自分の商品価値はいくらですか？

あるとき、京都のMホテルで勉強会のため、二〇〇名ほどの受講者と泊まっていた。参加者は、あるメーカーの代理店の方々である。

深夜までの勉強会だ。ところが夜の一〇時頃、九州の郷里から父死すという連絡が入った。

わたしは親が元気な頃から、「死ぬときは前もって連絡してもらわんと、駆けつけられないよ」と冗談を飛ばしていたが、それが現実になったのだ。

わたしはこの仕事を完全にすませてから、葬式の終わった郷里に駆けつけたものだ。

主催会社の担当部長があとで、「お父さまが？　全然気づきませんでした」といってくれたが、気づかれるようではプロではない。わたしも多少はプロになっていたのだろう。

サラリーマンの中にも、「自分自身も商品だ」と意識している人が、いるにはいる。しかし多くは、きわめて一部の営業マンである。

そういう人は、たとえその会社の外に出ても、バリバリ活躍している人が多い。自分の中に商品価値が育っているからだろう。

よくいえば会社への帰属意識の強い人。悪くいえば、会社へのべったり執着人間。こういう人は、「自分の人生は、本当に幸福なのか？」と自問してみるといい。

何かが欠けたままなんだが、それはなんだろう？　と、わが人生をしっかりつかみ切れていない人が多いように思う。

サラリーマンは脳の発想形式が硬直的になりがち

前にも触れたが、サラリーマンの宿命は〝毎日同じことをやる〟という仕事だ。ところが、俳優の児玉清さんも語ったように、〝毎日違うことをやる〟人もいる。

この違いを、よくよく考える必要がある。

サラリーマンの多くは、視覚を通じ、手足を通じ、全身の動きを通じて、脳にインプットする情報は、一定パターンの中にすっぽり収まってしまうもの。ということは、脳の発想形式も、単能工のように一定の型枠の中に収まってしまうものである。発想が硬直的にならないはずがない。

わたしの本から題材をとった、関西テレビのトーク番組に出演したときのことだ。出演者たちの、いろいろな問題に対する反応が速いのを目の当たりに見て思った。

「これが、サラリーマンだったら、あのぅ……とか、そのぉ……という、意味なきセリフに時間をとられるだろうな。その点、毎日違うことで脳力を拡張した人たちは違う……」

〝人生の幸福〟を呼ぶ脚本、あなたならきっと書ける

かつて、三洋電機という会社で後藤清一という方が活躍していた。わたしがお会いした頃は、副社長だった。その後藤さんが、松下幸之助さんの下で働いていた当時のことだ。

ある日のこと、松下さんが後藤さんに尋ねたそうだ。

「きみは自分が稼いだ金を、儲かるか損するかわからんのに、人に渡すことができるか？」

とてもできないと思ったから、そう答えると松下さんは、こういった。

「だったら、きみは経営者にはなれんな」

そこで後藤さんは考えたという。そして決心した。

「自分はそうなんだから、確かに経営者にはなれんかもしれない。よし、それならば、一流のサラリーマンになってやろうじゃないか」

一流のサラリーマンという定義もまた、難しい。

一流企業と呼ばれる会社の経営陣に名を連ねながら、逮捕されたり自殺する人もいるのだから。しかしあなたも、後藤さんと同じ考え方をして悪いわけはない。

その場合は、あなた自身が一流のサラリーマンとはこういう働きをするんだ、という見本を示せばいいと思う。

いずれにしろ、「人生の幸福」の条件は、「今日一日、充実した一日を過ごし、しっかり生きた！」といえる日を、いかに長く持続するか、ということではあるまいか。

そういえる脚本を、あなたなら書けるのではないか。いや、きっと書けるに違いない。

ただ、寝る前の脳に、しっかり脚本のネタを仕込み、発酵させる時間を欠かさないということは忘れないでほしい。

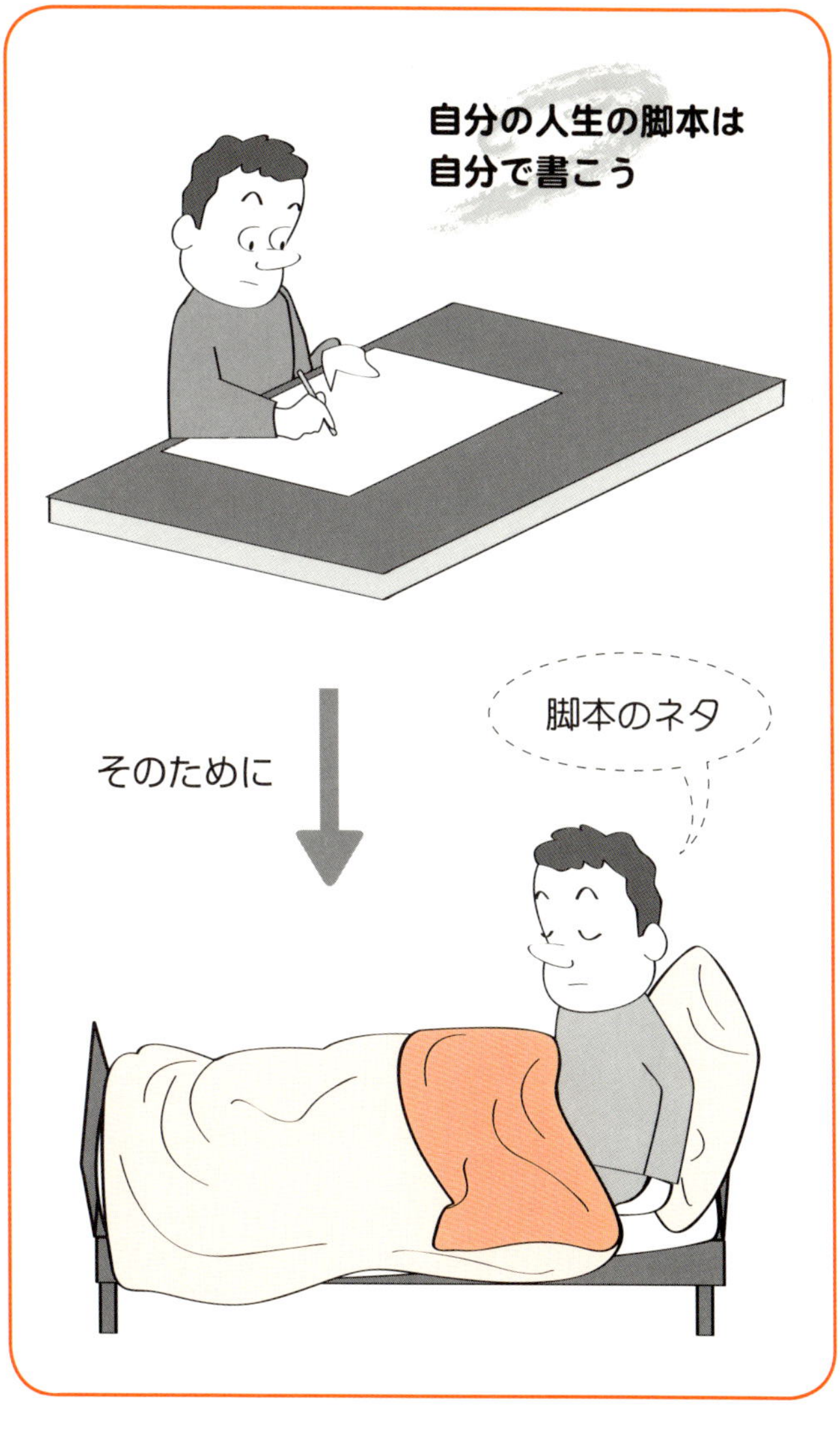
自分の人生の脚本は
自分で書こう
そのために
脚本のネタ

【著者紹介】

二見道夫（ふたみ・みちお）

1934年、福岡県生まれ。九州大学中退後、陸上自衛隊に5年間勤務。その後、一般企業で企画部長、営業部長、人事部長、人材開発部長等を歴任。1969年より経営コンサルタント（タナベ経営）として活躍。診断企業は製造業、卸売業、小売業、サービス業等広範囲に及ぶ。現在は執筆業を中心に講演、コンサルタント活動を続ける。

著書に『できる営業管理職87の鉄則』(PHP研究所)、『一流ホテルマンの条件』(実務教育出版)、『パチンコの経済学』（オーエス出版)、『実践！「孫子の兵法」を生かす本』『セールスの極意』(以上、三笠書房)、『ウラ道ウラ技に勝機あり』(講談社）など、著書累計は150冊に及ぶ。

TEL 03-3981-7394　FAX 03-3689-9377

メール mf2323@ezweb.ne.jp

寝る前7分間の奇跡

これがラクラク脳力活性法だ！

2006年5月26日　第1版第1刷発行

著者　二見道夫

発行者　江口克彦

発行所　PHP研究所

東京本部　〒102-8331　千代田区三番町3番地10

ビジネス出版部 ☎03-3239-6257（編集）

普及一部 ☎03-3239-6233（販売）

京都本部　〒601-8411　京都市南区西九条北ノ内町11

PHP INTERFACE http://www.php.co.jp/

印刷所
製本所　共同印刷株式会社

ISBN4-569-64978-5